末期がん患者を救った男

がん治療〝逆転〟の軌跡

白木茂 著
医療監修 医学博士 山田正文

幻冬舎MC

末期がん患者を救った男

がん治療〝逆転〟の軌跡

はじめに

医者に頼っているだけでは、がんは治せない――。これは私が〝がん患者の家族〟という立場になって強く実感したことです。

医療技術は日々進歩を続けていますが、いまだに人類はがんを克服することができていません。国立がん研究センターのデータによると、２０１４年における日本人のがん死亡者数は約37万人であり、１９８５年のおよそ2倍です。調査開始以来、年間のがん死亡者数は増加し続けており、日本人の死因としては長らく不動の一位になっています。今でも多くの人が、がんに侵され、治療のかいなく命を奪われているのです。

私はかつて、娘を白血病、言い換えれば血液のがんで亡くしました。なんとしても治ってほしい、治してあげたい。もちろん娘も病院での治療を受けていましたが、闘病を支えるなかで私は独自にがんという病を徹底的に研究し、患者の家族という立場から日本のがん治療の現状をつぶさに見てきたのです。
がん、そしてがん治療の現場を知るほどに湧き上がってきたのは、日本で行われている治療に対する疑問です。

私の家族ががんに罹(かか)ったとき、当然ながら担当医からは三大療法を勧められました。三大療法とは、手術療法、抗がん剤療法、放射線療法のことで、確かなエビデンスに基づき保険診療として国から認められた治療法です。しかし、手術で切除できるがんなら助かることもありますが、体の各部に転移した進行がんを完治させることは、三大療法でも困難です。

保険適用外の治療法も含めれば、がん治療には三大療法以外にもさまざまな治療法があります。ただ、保険診療を行う病院では、たとえ患者側が自由診療を望んでも保険診療との混合診療は難しく、希望が叶えられる可能性は低いのです。

私は娘を救いたい一心で、がんの治療法について調べ尽くし、数ある治療法から最適なものを選びたいと考えていました。患者に相談されたときも、さまざまな治療法への挑戦を担当医と相談することを勧めました。しかし、患者が担当医にしつこく聞くと、「それなら他をあたってくれ」と病院を追い出されることもあったようです。冷静に考えれば、医師は国が定めた制度のなかで医療を提供しているに過ぎません。しかし、まさにがん患者の家族として苦悩していた当時の私にとっては、日本の医療がひどく冷たいものに感じられました。

家族の闘病を通し、日本のがん治療の現状に直面した私は、「このままでは、がん患者を治すことはできない」と考えました。そして決意したのが、自分の持てる「ビジネス」の力で世のがん患者を救おう、ということです。

私はもともと20代から一貫して企業経営をなりわいにしており、娘ががんになった際もいくつかの会社を経営していました。私はすぐにがんの新治療法を提供する会社を立ち上げ、がん治療についての研究を始めたのです。

そして出合ったのが、アメリカのハーバード大学が１００年にわたって研究を続けてきた「ヨウ素」を使った治療法です。

幸い、国内にヨウ素治療を確立した研究所がありました。私は、その治療法をもっと広めることができないかと考えて交渉を進めました。しかし、交渉の途中で先方の所長が突然、亡くなってしまったのです。

このままでは、有効な治療法が広まらない――。そう考えた私は、当時経営していた会社をすべて売却し、研究所の仕事を引き継ぎました。

ヨウ素治療はアフリカで試験を重ねた結果、エイズに効く可能性があることもわかってきています。

本書には、娘をがんに奪われ、その後数多くのがん患者を救ってきた私の闘いの軌跡をまとめました。

日本のがん治療の現実、またうまくいかなかった治療法についても実体験に基づいて赤裸々に明かしています。

試行錯誤の末にたどり着いたヨウ素というがん完治の希望の光、また、ヨウ素以外の新たながん治療の可能性についても触れました。

私は医師ではありません。しかし、だからこそ人一倍、〝患者の家族〟というつらい立場を理解できていると自負しています。本書が一人でも多くのがん患者とその家族を救う一助になれば幸いです。

白木 茂

末期がん患者を救った男

がん治療〝逆転〟の軌跡

目次

目次

第1章　幸せから絶望へ
――親友の妻に見つかったステージⅢの子宮がん

第5章　終わらない挑戦
――新薬の展開と新たな闘争……151

序　章　がんと闘うために重要な患者と家族の〝心得〟

がんの闘病は「家族と一緒に闘う」ことが最も重要

もしも、家族ががんに罹ったとしたら、あなたには何ができるのでしょうか。

いまや日本人の2人に1人ががんになる時代といわれています。テレビや雑誌では毎日のように「がん」の情報が取り上げられ、芸能人もがんにかかったことを公表するようになっています。そういった意味では、以前よりもがんが身近になったのかもしれません。

しかし、治療面はどうでしょうか。医療技術は日々進歩していますが、がんが怖い病気であることは変わっていません。

がんの告知を受けた患者は、大きなショックを受けます。どんな初期のがんであっても、治療が非常に困難な病であるというイメージがつきまといます。そんな病気を宣告されると、頭の中が真っ白になってしまうのが普通でしょう。

がんが見つかったら、情報収集をしたり、治療法について検討したり、やるべきことはたくさんあるはずですが、何も考えられなくなってしまう人が少なくありません。それには、がんの情報が世間にあふれていることも影響しています。情報量が多すぎて、何から手を付ければいいのかわかりません。なかには正しくない情報もあります。そんななかから、自分に有益な情報を見つけ出すのは至難の業です。

このような状況で、がんと告知された患者本人が、自分に最適な治療法を見つけるのは難しいものです。そこで大事なのは、患者の家族が行動を起こすことです。

もちろん、大切な肉親ががんであることを知れば、患者の家族も大きなショックを受けます。かつての私もそうでした。第2章で詳しく述べますが、「はじめに」でも述べたとおり私は長女をがんで亡くしました。

家族が患者と一緒にあたふたしてしまっては、いい治療を受けることはできません。患者に代わって情報収集をしたり、病院を探したり、治療方法を考えたりする人がいなければなりません。私が患者の家族になって思ったのは、「家族こそ治療の中心になるべきだ」ということです。

〝なるべき〟というより、それよりほかに方法がありません。患者は、ショックで正しい判断ができない状態に陥りがちです。抗がん剤による治療が始まれば、副作用で苦しみ、余計に考えることができなくなります。

そして、がんは、家族の生活さえも大きく変えてしまいます。

生まれたばかりの長女ががんであることがわかったとき、私はがんについて無知だったので、医師の判断に従うしかありませんでした。「すべてお任せします」と祈るような気持ちでした。

それでも家族の負担は想像をはるかに超えたものでした。結局、私は経営していたすべての会社を失い、長女も失いました。何もかも失ってしまったのです。がんとは、それほど恐ろしい病気です。

がんは家族の関係に大きく影響する

私は、自分自身にがんに罹った経験があるわけではないため、患者の気持ちを100%わかっているとはいえません。患者自身の経験については、闘病記などが数多く出版されているので、そちらを参考にしてください。

その代わり、私には、家族の気持ちが痛いほどわかります。家族が「しなければならないこと」「してはいけない」ことは、誰よりも理解しているつもりです。

それは、私自身ががん患者の家族として、日々迷い、悩んだ経験があるからです。加えて、長女を失ったことを機に新たに始めたビジネスで、数多くの患者の家族に接し、寄り添ってきたことでわかったこともあります。

本書では、家族が知っておくべき、最新のがんの治療法なども紹介していきますが、最も大事なのは、家族としてがん患者にどう向き合うかです。そこを間違えてしまうと、治療がスムーズに進まないうえ、場合によっては家族の関係が崩壊してしまうこともあります。

まずは、私が考えるがん患者の家族の心得について紹介します。

［心得1］情報収集は家族の役割と考える

「がんは治る病気」といわれるようになっています。実際、早期発見できれば、完治する確率も上昇しています。しかし、がんで亡くなる芸能人や著名人も少なくなく、「がん＝死」というイメージは拭えません。

特に、自分自身ががんと告知された患者にとって、その衝撃の大きさは計り知れず、大きな不安を感じてしまいます。医師から告知を受けたときのことを覚えていないケースも多くあります。まさに、頭が真っ白になったという状態です。

そんな状況の患者には、どんな治療法がいいのか？　どこの病院がいいのか？　を冷静に判断することはできません。

多くの場合は、家族も同様に何も考えられなくなり、最初にがんの告知を受けた医師にすべて委ねることになってしまいます。

がんの一般的な治療法は標準治療と呼ばれています。国立がん研究センターのサイトでは、標準治療について次のように説明されています。

「標準治療とは、科学的根拠に基づいた観点で、現在利用できる最良の治療であることが示され、ある状態の一般的な患者に行われることが推奨される治療をいいます。」

標準治療というと、一般的に行われている治療法のように感じるかもしれませんが、そうではありません。「科学的根拠に基づいた最良の治療法として患者に推奨するもの」ということです。

標準治療では、具体的にどんなことが行われるのかといえば、三大療法といわれている手術、抗がん剤、放射線が中心になります。これらが最良の治療法であるという点に、私は疑問を抱いていますが、少なくともがんの専門医は「最新で最良」と信じています。

ですから、担当医に判断を委ねた瞬間に標準治療というレールに乗せられ、次々と治療が施されていきます。

最近は、患者と医師のコミュニケーションが重視され、医師も状態や治療法について、丁寧に説明することを心がけているとはいわれていますが、常にがん患者に接しながらビジネスを続けている私の印象からすれば、昔とそう変わっていないように思います。

その理由の一つとして、医師が忙しすぎるという現状があります。

患者にとって、がんの告知は人生最大の危機といえるかもしれません。しかし、医師は1日に何十人という患者を診断・治療しなければなりません。1人の患者に割ける時間は数分程度しかないのです。

このような状況では、医師から病状について十分な説明が行われ、患者や家族が納得できるはずはありません。

だからこそ、患者や家族が自ら情報収集をする必要があるのです。

がんの進行度合いにもよりますが、最初にがんの疑いがあることがわかり、がんと診断され、実際に手術などが行われるまでには、早ければ一カ月もない可能性もあります。その間に情報収集を行い、行われようとしている治療が本当に正しいのか判断し、そうでなければ最適な治療法を見つけ出さなければなりません。

情報はあふれていますが、そのなかから最適なものを探し出すのは容易ではありません。まずは難しい用語がたくさん出てきます。それまでがんと無縁だった人が情報を理解するためには、用語を正しく知ることから始めなければならないのです。

そして大事なのは、がんの治療法にはどんなものがあるか、前述の標準治療の内容について理解するとともに、それ以外の選択肢にはどのようなものがあるのか、治療の特徴や効果、難易度などについて知っておく必要があります。

情報を収集するにはさまざまな方法がありますが、インターネットが強力な武器になることは間違いありません。インターネット上には誤った情報も数多くあるので、取捨選択をする必要がありますが、スピードと情報量に関しては書籍や雑誌などとは比べ物になりません。

インターネットなら海外の情報も簡単に入手できます。近年、インターネット上で利用できるページ翻訳の機能はかなりレベルが高くなってきているため、語学が苦手でもある程度の海外の情報を入手することもできます。もしもインターネットが苦手なら、得意な子どもや知人などに協力を依頼するのもいいでしょう。

ともかく情報収集は時間が勝負です。

［心得2］患者が納得して受けられる治療方法を探す

保険診療を行う病院の医師に判断を委ねると、前述のように標準治療のステップに基づいた治療が始まります。相手が医師とはいえ、命に関わる病気の治療法の選択を他人に任せるわけにはいきません。

なかには、医師に細かく質問するのは失礼じゃないか、反論すると見捨てられるのではないか、と心配する人もいますが、大切な肉親の命がかかっている以上、そんなことは言っていられません。うるさいくらいでちょうどいいのです。

そのとき、治る確率を確認することも大事です。医師が勧める治療法を受けた場合、がんが寛解する確率はどのくらいなのかを確認しましょう。患者本人あるいは家族は、「いい治療法がある」「新しい治療法がある」と勧められると、やみくもに飛びついてしまいがちです。

そして、飛びついたあとは「何とか治ってほしい」と祈るのです。これでは最適な治療法を選択したとはいえません。治る確率はどのくらいなのか、他によい治療法はないのか、冷静に比較・検討した上で、患者に最適な方法を選ぶ必要があります。そのために医師には徹底的に質問をしなければならないのです。

がんの三大療法は手術療法、抗がん剤療法、放射線療法ですが、それ以外にも先進医療、代替療法などさまざまな選択肢があります。どんな治療法も、すべてのがん患者にとって最適であるものなどありません。患者の状況によって、最適な治療法は変わってきます。多くの治療法のなかから、患者に合う治療法を選択し、組み合わせることが重要なのです。

最適な治療法とは、患者の負担が少なく、前向きになれる治療法です。医師が患者に告知をする際、がんの種類や進行度によっては「これは治りません」と平気で言う場合があります。

ただでさえ大きな衝撃を受けているのに、「治らない」と言われれば、治療を受ける気力さえ失ってしまいます。病気を治す上で患者自身の気力、治りたいという気持ちは大事です。その気持ちががんに克つための免疫力を上げることにもつながります。ですから、治療法を選ぶときにも、最終的には患者が納得して、前向きに取り組めるものを選ぶのが理想です。それは家族にしかできません。

［心得3］セカンドオピニオンを上手に活用する

最近は、セカンドオピニオンという言葉も一般的になってきました。そもそもセカンドオピニオンとは、最初に診てもらった医師とは別の医師に意見を聞くことです。少し前までは、別の医師に意見を聞くなど担当医に対して失礼だと考える人も多く、「私を信用できないならよそに行ってください」と平気で言う医師がいたのも事実です。医師は治療のプロなのだから、素人である患者や家族は黙っていなさい、ということなのでしょうか。

しかし実際には、医師によって能力の差はありますし、得意分野、不得意分野もあります。たまたま最初に診てもらった医師が最良の判断をしてくれるとは限らないのです。

医師の説明に納得できないとき、不安があるときは、遠慮なくセカンドオピニオンを受けるべきでしょう。

最適な治療を受けるには、医師との相性も重要です。相性のいい医師であれば、気軽に何でも相談できるでしょう。相談がしにくいと感じた場合にも、セカンドオピニオンを受ければいいのです。

最近は、セカンドオピニオンの希望を担当医に伝えれば、ＣＴ、ＭＲＩなどの画像検査や血液検査の結果を提供してくれます。もしも、担当医がセカンドオピニオンを拒むのであれば、担当医自体を変えるべきです。

セカンドオピニオンを受けることは、がんの治療法について理解を深められる、という効果もあります。担当医とは別の視点で診断や治療法の提案をしてもらえるからです。

注意すべきなのは、費用です。セカンドオピニオン外来は、基本的に健康保険が利用できません。自費診療になるので、医療機関によって費用が異なります。セカンドオピニオンを受けたい医療機関の候補が見つかったらまずは、窓口に連絡を入れ、費用について相談してみてください。

［心得4］マスコミの発する情報に振り回されない

書店に行けば、がんに関する書籍は山ほど売られており、名医ランキングのような雑誌記事もよく目にします。テレビの健康番組などで見かける著名な医師の著書がずらりと並んでいることもあるでしょう。

しかし、こういった出版物の情報をうのみにはできません。なかには、お金を支払えば、誰でも名医として掲載するものもあるからです。その場合は、医師の広告が載っているにすぎません。

名医としてもてはやされる医師がいれば、病院の知名度も上がります。「あの病院の医師が載っていて、うちの医師が載っていないのでは格好がつかない」と広告費を支払う病院もあるでしょう。

もちろん、綿密な取材をして記事を書いている書籍や雑誌もあるので、すべてが信用できないとはいえませんが、信用できないものもあることを知って、情報をうのみにしないことが大事なのです。

［心得5］抗がん剤のデメリットを理解しておく

最近は、通院で抗がん剤治療ができる、という話を聞きます。入院せずに治療ができるなら、普通の生活を続けながらがんを治せる、と考えてしまいます。長期に入院することになれば、治療費がかかるのはもちろん、仕事を休むことによる収入減が心配になりますが、通院治療なら安心です。

しかし、抗がん剤の治療をしながら仕事を続けるのは、簡単ではありません。副作用があるからです。

吐き気、倦怠感、脱毛、食欲不振……。副作用にはさまざまな症状があります。確かに治療する時間は短いのですが、その後の副作用に耐えながら通常の仕事をこなすのは難しいでしょう。

なぜ、このような副作用が起きるのでしょうか。

抗がん剤には、がん細胞の増殖を抑える効果があります。手術や放射線による療法はがんの発生した部位を直接治療しますが、抗がん剤の場合は違います。薬剤は投与されると血液によって全身に運ばれ、がん細胞の増殖を防ぐのです。

問題は、抗がん剤が正常な細胞にも作用してしまうことです。例えば、毛母（もうぼ）細胞に影響を与えることで脱毛が起きます。また、免疫細胞の増殖も妨げるため、免疫力が低下してしまいます。

がんと闘うために重要な患者と家族の“心得5”

心得1 情報収集は家族の役割と考える

心得2 患者が納得して受けられる治療方法を探す

心得3 セカンドオピニオンを上手に活用する

心得4 マスコミの発する情報に振り回されない

心得5 抗がん剤のデメリットを理解しておく

健康な人でも常にがん細胞は生まれていますが、免疫機能によって退治されているためにがんとして成長せずにすんでいるのです。しかし、免疫力が落ちれば、体に備わった本来の機能、がんを退治する能力まで衰えてしまいます。

私はがん細胞を他の臓器に転移させないために手術で取り除くのはよいと考えていますが、抗がん剤が有効であるのは一部のケースにすぎません。私自身はあまりお勧めできない治療法だと考えています。

以上が、患者の家族に知ってほしい5つの心得です。

がんにかかったあるスーパードクター

私自身、毎日のように、がん患者やその家族に接するなかで、治療における家族の役割の重要性を常に感じています。ある日、それを象徴するような出会いがありました。

患者を仮にAさんとしましょう。Aさんは、S字結腸がんを患っていました。S字結腸は大腸の一部で、直腸につながり、肛門に到達します。S字状に曲がっていることからこう呼ばれているのです。

S字結腸がんは、一般的に初期の自覚症状があまりなく、見逃してしまいがちです。気づいたときには、かなり進行した状態であることが多いのです。

Aさんは、関西で眼科を開業するスーパードクターです。医師なら、すべての病気について一定の知識を持っているはず、と私たちは思ってしまいますが、そんなことはありません。医師も自分の専門分野以外のことについては、意外に知らないのです。

Aさんもがんの治療については、ほとんど知識がありませんでした。ただ、三大療法を直感的に怖いと感じて、別の治療法はないかと探していたのです。そのときに知人を通じて私に連絡がありました。

まずはAさんの状況がわからなければ、適切なアドバイスもできません。私はクリニックにAさんを訪ねました。

クリニックを見て、私はAさんががんにかかった理由がわかったような気がしました。

みなさんは眼科のクリニックについてどんなイメージを持っているでしょうか。医師が1人で看護師が2、3人という街のお医者さんを思い浮かべるのではないでしょうか。

Aさんのクリニックはまったく違います。医師はAさん1人ですが、看護師は50人ほどが忙しく働いています。そして毎日、診察を待つ行列ができてしまうのです。

Aさんは、ほとんど休憩する間もなく、次から次へと診察をしていきます。といっても流れ作業のように診察をこなしているわけではありません。患者はさまざまな不安を抱えています。それをAさんにぶつけてきます。

面倒見のよいAさんは、その一つひとつと正面から向き合い、患者の不安を少しでも解消してあげようと頑張っています。だからこそ、地元で評判のスーパードクターなのです。

Aさんは診療に多くの時間を費やしているため、自らの生活を顧みる余裕がありません。唯一のストレス解消法はお酒でした。

診察を終えると、ぐったりとした体を引きずるようにして、お気に入りの店に向かいます。そして、深夜までお酒を飲み続け、明け方になってから家に帰ることも珍しくありません。

ほどよい飲酒はストレス解消に役立つかもしれませんが、Aさんのように大量にお酒を飲むと逆効果です。しかも、睡眠時間が極端に短くなるので、体の免疫システムが正常に働くわけがありません。

さらに悪いことが重なりました。

Aさんがこんな生活を続けているので、奥さんが愛想を尽かして出ていってしまったのです。離婚することになったAさんは、慰謝料に加えて住まいも奥さんに渡しました。

一人ぼっちになったAさんには、誰も支えてくれる人がいません。このままでは、がんと闘うことができません。

事態は差し迫っています。ともかく私が支えるしかないと考えました。本物の家族にはなれませんが、私自身も娘ががんにかかった経験があるので、患者の状態は痛いほどわかります。そして治療効果を最大限に引き出すためには、家族の支えが不可欠なのです。

それから私は毎週のようにAさんを訪ね、一緒に治療方法を検討したり、不安を解消したりしました。

Aさんは医師ではあるものの、がんの三大療法については詳しい知識を持っていませんでした。私が実態を説明すると、とても驚いていたほどです。そもそもAさんは、三大療法に疑問を持っていたからこそ私に連絡してきたわけですが、改めて治療の実態を知って、手術も抗がん剤も拒否する意志を固めました。

そして、ヨウ素を利用した治療を始めました。ヨウ素の効果は第3章以降で詳しく紹介しますが、その成分が単にがんに効いているわけではありません。

本人が「絶対に治してやる」「どうしても治りたい」と思ったときに、ヨウ素の成分との相乗効果が生まれて、患者の体が修復されていくのです。本人の固い意志によって、弱っていた免疫システムのスイッチがオンになるのでしょう。

どんなにすばらしい薬でも、本人が気力をなくし、投げやりになっていては効果は期待できません。免疫システムがオフになってしまっているからです。

本人の気力を充実させるためには、家族の支えが最も大事なのです。Aさんは一人ぼっちでしたから、私が家族の代わりとして、できるだけ支えになるようにしました。

結果、ヨウ素による治療を始めて1カ月足らずで改善の兆しが見え始めました。体調は、がんにかかってから今がいちばん良いそうです。もしAさんが、がんの専門医の勧めに従って抗がん剤を投与していたら……と思うと恐ろしくなります。

次章からは、患者にとって最適な治療法の見つけ方、患者の気力を回復させて治癒力を高める方法などを紹介していきます。

第1章　幸せから絶望へ

——親友の妻に見つかったステージⅢの子宮がん

17歳のとき、弟の死に直面する

私が初めて他者の死に直面したのは17歳のときでした。一つ年下の弟が突然倒れ、そのまま帰らぬ人となってしまったのです。

弟は16歳でしたから、高校2年生のときのことです。高校2年生といえば、自分の将来について、さまざまな夢を描く年頃です。悩みも少なくありませんが、希望に満ちている時期です。〝死〟について考えるには早すぎる年齢です。

そんななかで、突然倒れ、救急車で病院に運ばれました。そして、二度と自宅に戻ることはできなかったのです。

私自身、悲しみよりも驚きのほうが大きかったのを覚えています。そして、徐々に悲しみがやってきました。初めての感情に私はどう対処すればいいのか、まったくわかりませんでした。

実は、弟は6歳のときに心臓の手術を受けていました。そのとき、医師からは「17歳の誕生日に検査に来てください」と言われていたようです。

弟が手術を受けたことは、おぼろげな記憶としてはありましたが、17歳の誕生日に検査の予定だったとは理解していませんでした。弟にしても、小学校1年生のときに手術をして、そのまま高校生になるまで何もなかったのですから、自分の体に異変が起きていることに気づいていなかったでしょう。ごく普通の高校2年生だったのです。

彼が倒れたのは、17歳の誕生日の2週間前でした。あと、2週間何もなければ、病院で検査を受けて、何らかの処置を受けられたかもしれません。そうすれば……と考えると、悔しくてたまりません。

しかし、そうはなりませんでした。これは運命なのかもしれませんが、家族の死は簡単に受け入れられるものではありません。

自分の親が天寿を全うして亡くなったとしても悲しみは大きいはずです。ましてや自分より年下の弟が亡くなってしまったのです。気持ちの整理ができないのも当然でしょう。

何よりもつらかったのは、両親が悲しむ姿を見ることでした。自分が苦しいのは、まだ耐えることができます。しかし、家族の苦しみや悲しさは、どうすることもできません。代わってあげたくても無理なのです。

特にわが子を若くして失った両親の悲しみは計り知れないでしょう。自分より子どものほうが先に亡くなるなど、親としてこれ以上の苦しみはありません。

私はマザコンでもファザコンでもありませんでしたが、苦しむ両親を見ていられませんでした。

この気持ちは、重い病気の患者の家族も近いものがあるのではないでしょうか。病気にかかって最もつらいのは、もちろん本人です。しかし、それと同じくらいの、あるいは別の意味でそれ以上のつらさを家族が抱えていることも多いのです。

どうすることもできないつらさとでもいうのでしょうか。弟の死に直面し、死に至る病気の恐ろしさと家族の苦しみを私は経験したのです。

親友の妻がステージⅢの子宮がんに

それから10年後、私が27歳のときに、再び身近な人の病気に直面することになったのです。当時、一緒にビジネスをしていたパートナーでもあり、親友でもあるS氏の奥さんが子宮がんであることが判明したのです。彼女を仮にY子さんとしましょう。

私とS氏は家族ぐるみの付き合いをしていたので、Y子さんとは何度も会ったことがあります。当時交際中だった私の妻を含めて4人で旅行に行ったこともあります。

S氏とY子さんはとても仲が良く、私と妻も「結婚したら、あんな夫婦になりたいね」といつも話していました。

そのY子さんが子宮がんになってしまったのです。S氏の落ち込みようは私の想像をはるかに超えるものでした。S氏とは、仕事で毎日のように会っていたので、日に日にやつれていくのがわかりました。食事もほとんど喉を通らないようです。

ときにはストレスを解消したほうがよいのではないかと思い、食事に誘ってみたこともありますが、S氏は応じようとしませんでした。一刻も早く家に帰り、少しでもY子さんに寄り添っていたいと考えているようでした。

S氏は多くを語りませんでしたが、断片的に聞いた話を総合すると、Y子さんはあるとき突然、子宮がんであることが判明したそうです。医師から告知を受けたとき、S氏は一緒にはいなかったようですが、Y子さんはステージⅢの子宮がんだと告げられたようです。

ステージⅢといえば、早期発見とはいえません。Y子さんは当時、まだ25歳でした。そんなときに子宮がんの告知を受けることがどれほど大きな衝撃だったか、想像を絶します。これから、子どもを産んで温かい家庭を作ろうという目前にすべてを失いかねない宣告をされたのです。

Ｓ氏はがんに対してまったく知識がなかったため、Ｙ子さんに具体的なアドバイスをすることはできませんでした。ショックを受けて泣き崩れるＹ子さんにそっと寄り添うしかなかったのです。

弟の死に直面したときも、自分の悲しさよりも両親の悲しむ姿に耐えられない思いをしました。Ｓ氏の姿を見て、そのときのことを思い出しました。Ｙ子さん自身は計り知れないショックを受けていたと思いますが、Ｓ氏自身もそれと同じくらい苦しんでいたのです。このままでは、Ｓ氏も体調を崩してしまいかねないと考えました。

私も当時はがんの知識がほとんどなかったものの、何とかＳ氏を元気づけなければ、と考えました。

治療のことは主治医に任せるしかありませんが、病気を克服するためには、Ｙ子さんの心の持ちようも大事だと思いました。昔から「病は気から」といいます。どんなに効果的な治療をしても、本人に治そうという気力がなければ、病気を克服することはできないでしょう。

気持ちを落ち着かせるためペットをプレゼント

少しでも彼らの心を癒したいと考え、私は2人にペットをプレゼントすることにしました。私の妻も含め、4人でペットショップへ出かけ、雄と雌の犬を1匹ずつプレゼントしたのです。2人はとても喜んでくれました。雄にはS氏の名前から1字をとって名前を付け、雌の犬にはY子さんの名前から1字をとって名前を付けたようです。

2人は2匹のペットを子どもだと思って、育て始めました。

それからY子さんは目覚ましい回復を遂げました。治療は主に抗がん剤を使用していましたが、副作用もほとんどなかったようです。それほど強い抗がん剤ではなかったのでしょう。かえってそれが良かったのかもしれません。

3章で詳しく紹介しますが、抗がん剤には強烈な副作用があります。それは、免疫力にも影響します。がんの増殖を抑えるとともに、免疫機能も叩いてしまうのです。ですから、一時的にがんの進行は止まりますが、すぐに復活して、免疫力の衰えた体を一気に蝕んでいきます。

幸いY子さんは、強い抗がん剤を投与されなかったこともあり、半年ほどで子宮がんは寛解となったそうです。その後も家族ぐるみの付き合いは続いていますが、再発はしていないようです。

今考えてみれば、ペットを飼うことでY子さんの気持ちが落ち着き、生きたいという気力が高まることで病気の克服に大きな効果をもたらしたのではないかと思います。

弟の分まで親孝行することを決意

当時の私は、ビジネスに成功し、経済的にも恵まれ、妻との交際も順調で幸せの真っただ中にいました。

考えてみれば、そこにたどり着くまで、私の人生は決して順調とはいえませんでした。特に学校の勉強は嫌いでした。小学生のとき、友人たちは先生の言いつけを守って静かに授業を受けていたのですが、私にはそれができません。つまらない授業が我慢できなくなると、抜け出して家に帰ってしまうこともあったほどです。

それは、中学生、高校生になっても変わりませんでした。いま考えれば「やんちゃをしていたな」と思いますが、学校へはほとんど行かずに遊び歩く毎日だったのです。

そんなときに直面したのが弟の死でした。

弟は私と正反対の性格で、まじめなしっかり者でした。私のように親に心配をかけることもなく、両親にしてみれば自慢の息子だったと思います。

なぜ不良の私ではなく、弟が先に逝かなければならなかったのか――。

不合理というか、人生のはかなさというか、生きることと死ぬことは遠く離れているのではなく、隣り合っているのだと何となく感じました。私自身も明日死んでしまうかもしれないのです。

そう考えると、やんちゃなどしている時間はありません。同時に弟の分までしっかり生きて、親孝行をしなければならないと感じました。

それから悪いことは一切やめました。そして、とび職人として働くようになったのです。

一心不乱に働きました。人の2倍、3倍の仕事をするので、収入も人の2倍、3倍になりました。この仕事は自分に向いているかもしれないと思い、一時は親方になって、大きな仕事を引き受けようとも考えました。

しかし、当時の景気はあまり良くありませんでした。建築関係の仕事というのは景気の影響を大きく受けます。景気が良ければ公共事業も増え、家を建てる人も多くなって、追いつかないほど仕事が来ます。しかし、景気が悪くなればさっぱり仕事が来なくなってしまいます。

学校に行かなかったからこそ得られた才能

そこで、別の方向を模索しました。思いついたのがチラシのビジネスでした。学校で型通りの勉強をしなかったために、人とは違う発想ができたのかもしれません。

家に帰ると、ポストには毎日、大量のチラシが入っています。ということは、誰かがわざわざチラシを入れに来ているのです。20枚のチラシが入っているとすれば、20人の配布員が私の家のポストに来ていることになります。これは、すごいことだと思いました。

そこで考えたのは、20人の配布員の仕事を1人でこなせば、効率的になるということでした。さっそくパソコンを購入し、チラシの配布代行のビジネスを立ち上げました。このビジネスは結構、儲かりました。

当時の私は、常に新しいビジネスのことを考えていました。思いつくとすぐに行動を起こすので、瞬く間にビジネスの規模が拡大していきました。20代の時点でかなりの数の会社を立ち上げていました。もちろん、収入もどんどん膨らんでいきます。気づけば、普通の会社員をはるかに上回る額の月収を手にしていました。

ただ、私自身はお金を稼ぐ仕組みを作ることに興味があり、お金を使うことにはあまり関心がなかったのです。結果、お金は手元に貯まるだけでした。

S氏も同じような状況だったので、将来は一点の曇りもないほど晴れ渡り、希望に満ちていました。そんなS氏の状況を一変させたのが奥さんの病気だったのです。一時はすべてを失いかけました。病気とは何と恐ろしいものなのか――。私は改めて認識させられることになりました。一瞬にして本人だけでなく家族の人生まで打ち壊してしまうほどの衝撃を持っています。

病気は本人だけの問題ではない。そして、病気から救うには家族の力が欠かせない。S氏の奥さんの病気を通して、私は改めて家族の大切さを実感したのです。

医師が患者の寿命を縮めている

がんは突然やってきます。体の中では徐々に進行していても、なかなか気づきません。自覚症状がないケースも多いからです。そしてある日、医師から告知を受けます。がんの種類や進行度合いによっては、余命宣告を受けるケースもあります。あなたの余命はあと数カ月です——。これほどのショックはありません。医師の言葉が胸の奥深くまで突き刺さります。

さまざまな考えが頭の中を駆け巡ります。まだまだやりたいことが残っているのに、もう何もできないかもしれない。自分がいなくなってしまったあと、配偶者や子どもの生活はこれからどうなるのか。年老いた両親はどんなに悲しむだろう。さまざまな

乳がんのステージ（病期）の分類

ステージ	状態
0	非浸潤がんといわれる乳管内にとどまっているがん、または乳頭部に発症するパジェット病（皮膚にできるがんの一種）で、極めて早期の乳がん
Ⅰ	しこりの大きさが２㎝以下で、リンパ節や別の臓器には転移していない
ⅡA	しこりの大きさが２㎝以下で、わきの下のリンパ節に転移があり、そのリンパ節は周囲の組織に固定されず可動性がある
	または、しこりの大きさが２～５㎝でリンパ節や別の臓器への転移がない
ⅡB	しこりの大きさが２～５㎝で、わきの下のリンパ節に転移があり、そのリンパ節は周囲の組織に固定されず可動性がある
	または、しこりの大きさが５㎝を超えるが、リンパ節や別の臓器への転移がない
ⅢA	しこりの大きさが５㎝以下で、わきの下のリンパ節に転移があり、そのリンパ節は周辺の組織に固定されている状態、またはリンパ節が互いに癒着している状態、またはわきの下のリンパ節転移がなく胸骨の内側のリンパ節に転移がある場合
	あるいは、しこりの大きさが５㎝以上で、わきの下または胸骨の内側のリンパ節への転移がある
ⅢB	しこりの大きさやリンパ節への転移の有無に関わらず、皮膚にしこりが顔を出したり皮膚が崩れたり皮膚がむくんでいるような状態
	炎症性乳がんもこの病期から含まれる
ⅢC	しこりの大きさに関わらず、わきの下のリンパ節と胸骨の内側のリンパ節の両方に転移がある、または鎖骨の上下にあるリンパ節に転移がある
Ⅳ	別の臓器に転移している

出典：国立がん研究センター「がん情報サービス」

思いが一気に押し寄せて、正しい判断ができなくなります。

本人に大きな衝撃を与える余命宣告ですが、何を根拠に診断されているのでしょうか。私は、絶対的なものではないと考えています。

例えば、ステージという表現方法があります。がんをその進行度によって、ステージ0からⅣまで大枠で5段階に分類する方法です。Ⅳに近いほどがんが進行していることを意味します。

国立がん研究センターはサイト上でステージ（病期）について、次のように説明しています。

「病期分類ともいい、がんの大きさや他の臓器への広がり方でがんを分類し、がんの進行の程度を判定するための基準。がんの治療法を選ぶために判定したり、5年生存率を出すときの区分として用いたりします」

病院で診断を受ける際、医師は病理検査を行い、がんの進行度がどのくらいの段階かを判断します。腫瘍の場所や大きさ、他の臓器への転移などを総合的に判断してステージを決めるのです。

ステージの判断は、がんの部位によっても異なります。例えば、乳がんのステージは59ページの図のように分類されています。

ステージⅣは一般に末期がんといわれる状態です。他の臓器に転移しているケースも多く、三大療法では治療方法も限られてきます。つまり、ステージⅣと診断された患者は死を宣告されたも同然なのです。

余命宣告に明確な根拠はない

医師は、がんの進行度合いと過去のデータを合わせて余命を推定します。このとき利用される過去のデータに「5年生存率」というものがあります。

「5年生存率」は、がんと診断され、治療を開始してから5年後にどのくらいの人が生存しているかを示す統計です。

ここで注意すべきなのは、がんが治ったかどうかは関係がない、ということです。がんが再発して治療中であったとしても、5年後に生存していれば「生存」と判定されます。

5年生存率は、部位ごとに統計データがあります。医師は患者のがんの進行状態および5年生存率の統計などを参考にして余命を推定しているのです。

しかし、統計の対象となったがん患者には年齢差もあれば個人差もあります。その

5年生存率（2006 ～ 2008年の診断例）

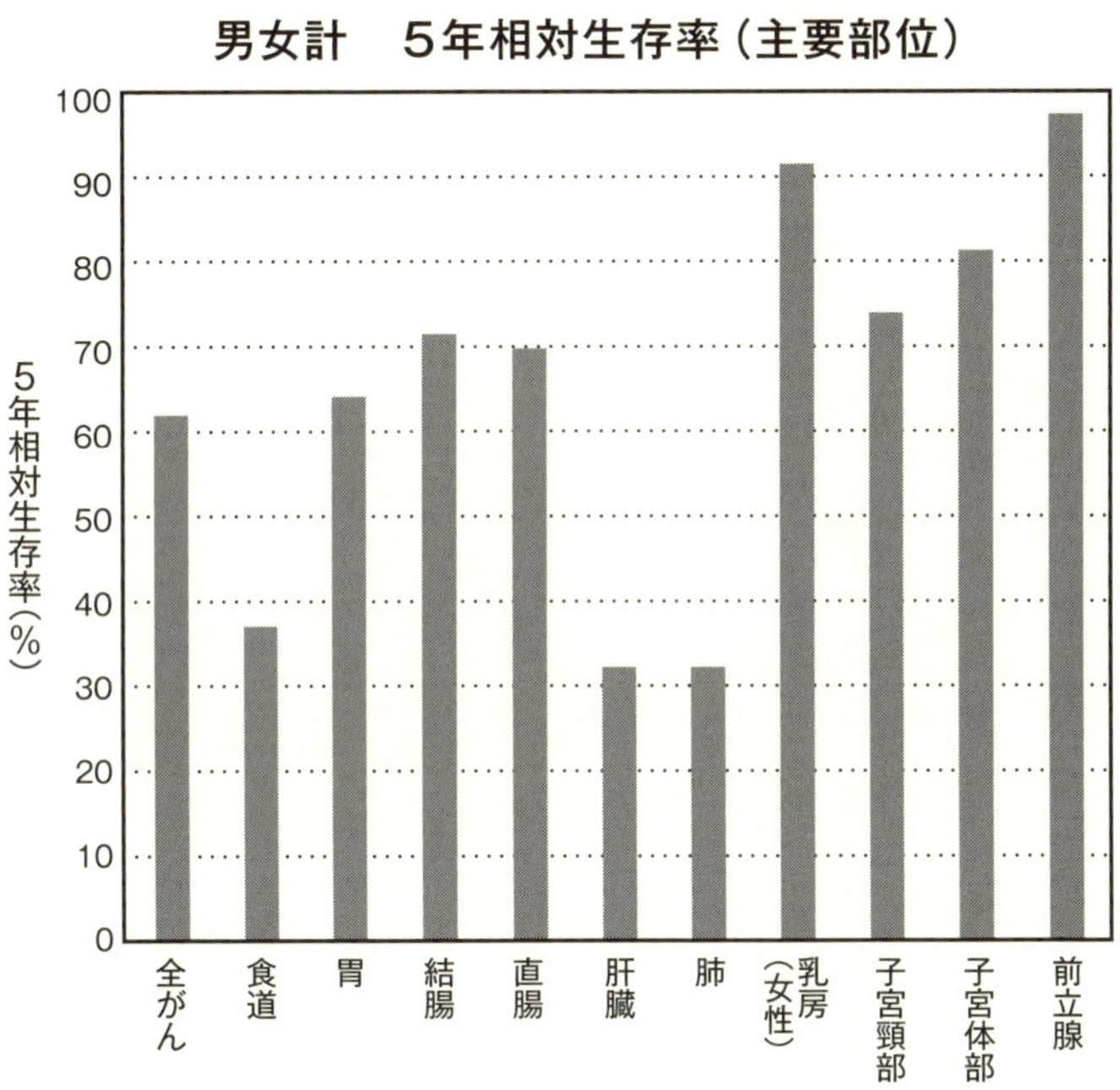

出典：がん研究振興財団「がんの統計'16」

意味で、余命の推定にどれほどの意味があるのかははなはだ疑問です。その証拠に、余命1カ月と診断された患者がその後何年も生き延びているケースは少なくないのです。

余命より長く生きることはすばらしいことですが、その患者が余命宣告をされたときの心理状態を考えると、手放しで喜ぶことはできません。余命宣告を受けたショックが少なからずがんの進行に影響を与えた可能性さえあります。余命宣告などを受けなければ、もっと早くがんを克服できたかもしれないのです。

がんと診断されたあとは自殺リスクが高まる

余命宣告にまったくの根拠がないとはいえませんが、患者にとって医師の言葉の一つひとつは計り知れない影響力を持っています。余命数カ月と宣告されれば、多くの患者はそれを信じてしまうでしょう。患者の頭の中は「数カ月」ということだけでいっぱいになってしまいます。

がんと診断された後の自殺リスクと事故死のリスク

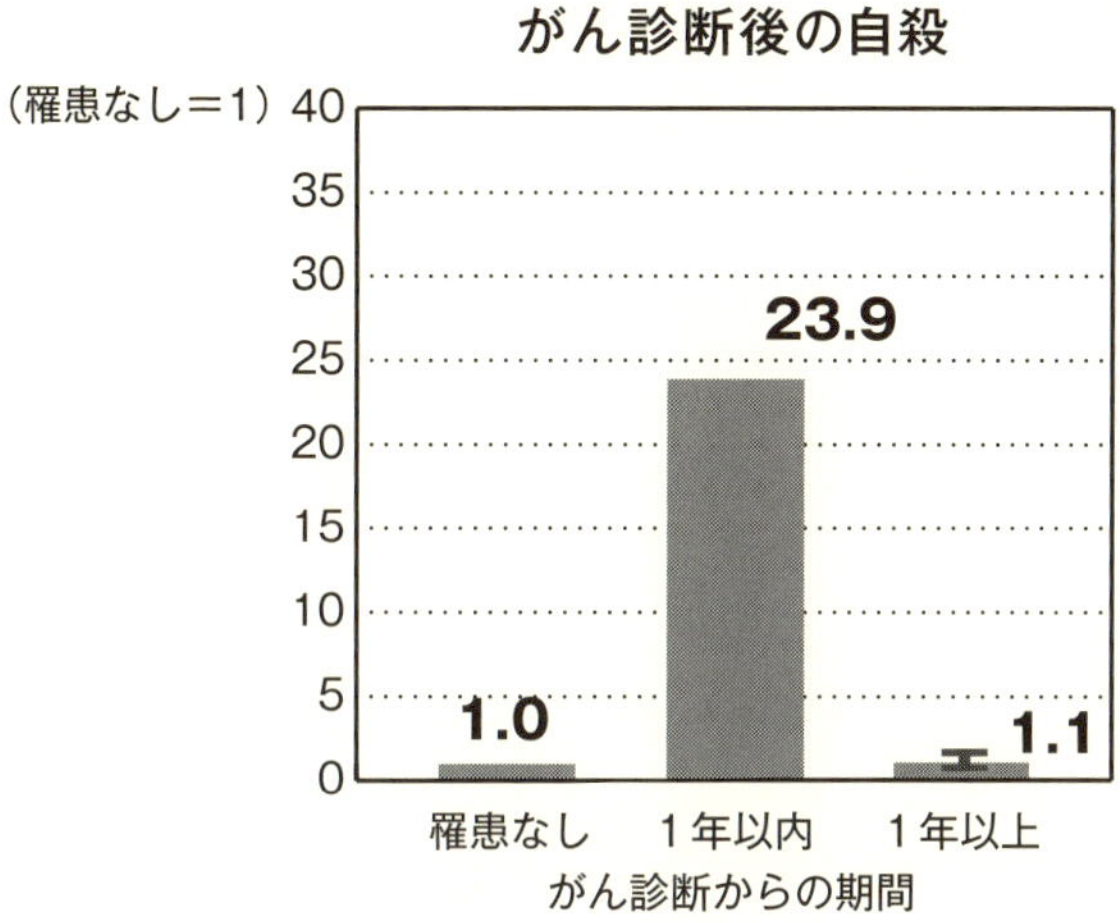

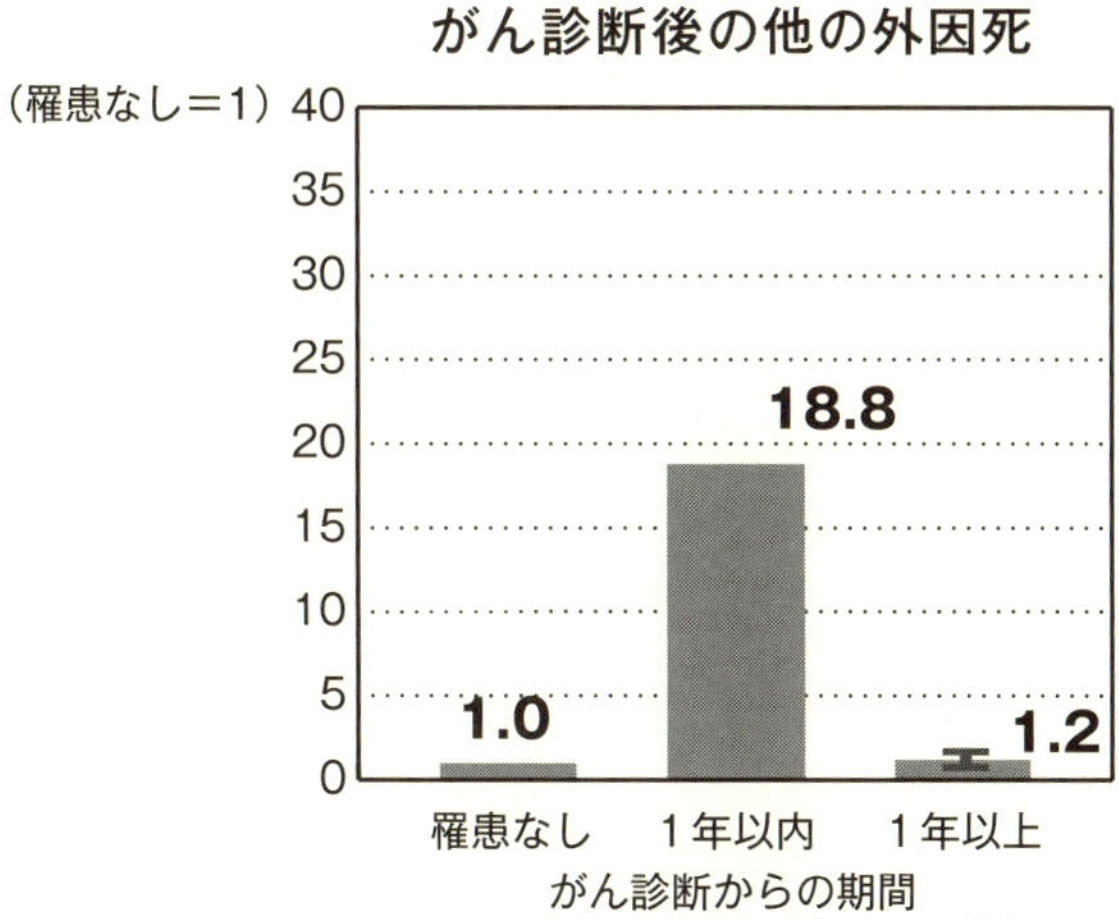

出典：国立がん研究センター「社会と健康研究センター」

命の期限を突然に言い渡されるわけですから、平静ではいられません。ショック状態から抜け出すことは簡単ではありません。

昨日までは元気に普通に暮らしていた人でも、医師に余命宣告を受けた途端に弱気になります。心の状態が体調に大きな影響を与えます。実際にがんと診断されただけで、体に不調をきたす人も少なくないのです。

さらに深刻な影響もあります。がんと診断されたあと、1年以内に自殺する人は少なくないとのデータがあるのです。

国立がん研究センター「社会と健康研究センター」のデータによると、がんと診断されてから1年以内に自殺するリスクは通常時の約24倍にも達するのです。

自殺だけではありません。事故（外因死）で亡くなる確率も約19倍に増えています。

この調査は、1990年と1993年に、全国10保健所管内に住んでいた40〜69歳の約13万人を2010年まで追跡したものです。がん診断と自殺および事故死（外因死）との関連を調べました。

がんと診断されたことによる心理的ストレスは、診断後１カ月から数カ月以内で最も強いと考えられています。また、診断後１年以内はがんの発生やその治療によって、ライフスタイルが大きく変化します。さらにがんとその治療による影響で認知的・身体的機能や社会的機能の低下が考えられます。

これらの要因が合わさり、がん診断後１年以内の自殺および事故死のリスクが高いと考えられます。

がんと診断された人でもこれだけの影響があるのですから、さらに余命宣告をされた場合の影響は計り知れません。

家族は、医師が安易な告知や余命宣告をしないように気を配ることが必要ですし、仮に告知や余命宣告をされてしまった場合には、その後の１年以内に自殺や事故死のリスクが高くなることを理解して、患者のケアを心がける必要があるのです。

「末期がん」という言葉に振り回されない

がんは発見が早ければ早いほど治りやすいといわれています。確かにその通りです。腫瘍が小さいときに発見して最適な治療を施せば、大きくなってから治療するよりも寛解の可能性が高まります。しかし、末期がんだから助からないということにはなりません。

前述のようにがんの進行度は5段階で表され、ステージⅣは末期がんとされています。ところが、末期がんから生還する人も多くいます。末期がんと聞くと、命が残り少なくなってしまったイメージを抱きがちですが、それは誤解です。医学的ながんの進行度と患者の余命には関係がないと思うのです。

その証拠に末期がんと診断されても、元気な時と何ひとつ変わることなく、日常生活を送っている患者もいます。がんの進行度合いと患者の病状は一致しないのです。

末期がんの告知にしても余命宣告にしても、患者に無要なショックを与えてしまいます。精神的なダメージは病気を悪化させるので、このような告知内容に振り回されないようにすることが大事なのです。

患者に大きなダメージを与えるにもかかわらず、なぜ医師は余命宣告などをするのでしょうか。多くの医師が「限られた時間を患者が有意義に過ごすため」と言うでしょう。本当にそうでしょうか。私にはそうは思えません。

残された家族が困らないように遺言書を用意したり、身辺整理をしたり、ある程度の効果はあるかもしれません。しかしながら、患者は死の恐怖に襲われ、夜も眠れなくなります。残された時間を有意義に過ごせるような精神状態ではないのです。

最近は患者自身に告知をするのが一般的になっていますが、この意味で告知するかどうかは慎重に考えてもらいたいところです。

第2章

現代がん治療の〝限界〟

——救えなかった愛娘

生後3カ月の長女がけいれんを起こし、救急車で病院へ

私が結婚したのは28歳のときでした。翌年の9月に子どもが生まれました。女の子でした。

私も妻もS氏とY子さんの闘病を見守っていたので、子どもを授かることのすばらしさは人一倍感じました。私は妻とともに喜びをかみしめました。

しかし、喜びもつかの間でした。生後3カ月ほど経ったときのことです。長女が夜中にけいれんを起こしたのです。あまりにも突然のことで、私も妻も何が起きたのかわかりません。

ともかくすぐに救急車を呼んで、病院に行きました。すでに長女の意識はありませんでした。病院に到着してからもその状態が続きました。

私はおろおろするばかりで何もできませんでしたが、病院ではさまざまな検査が行われました。そして乳児白血病であると診断されました。生きられるのは2、3日と

も宣告されました。

何もかもが夢ではないかと思うほど、現実感がありません。生後３カ月で病院に運ばれて、余命２～３日などということがあるでしょうか。

白血病は血液のがんとも呼ばれる病気です。血液細胞が作られる過程でがん化して、増殖します。日本では20万人に１人といわれている病気です。なぜ私たちの子どもがそんな病気にかかってしまったのか、天を恨むような気持ちでした。がんは直前まで普通に暮らしていた人をいきなり死の淵にまで追いやってしまいます。

誰も予測ができません。がんの種類によっては前兆があるケースもあるでしょうが、少なくとも娘の場合には、突然、何かに突き落とされたような感じでした。

奇跡的に妻と長女のＨＬＡ型が合致

長女はそのときから、カプセルのようなものに入れられたままになりました。私にも妻にも治療のことはわからないので、医師に任せるしかありませんでした。点滴で抗がん剤が投与されました。

そんななかで医師に提案されたのは骨髄移植です。この方法しか治る見込みはないというのです。すぐにでも自分の骨髄を移植してほしいと思いましたが、そう簡単ではありません。

移植するには、白血球の血液型ともいわれるＨＬＡが適合しなければダメだったのです。親子なら適合するのではないかと考えましたが、そういうものではありませんでした。

ＨＬＡのタイプには数万通りがあり、親子で適合する確率は1万分の1とのことです。つまり、親子間ではほぼ期待できないことを意味します。

兄弟姉妹であれば確率が４分の１まで上がるようですが、最初の子どもだったのでそれも叶いません。

ＨＬＡの型が合わなければ、移植した部分がすべて異物と認識されて攻撃対象となるため、移植ができません。通常は、子どもの型に合うドナーを探すことになります。長女の場合には、それでは間に合いそうもありませんでした。しかし、ここで幸運が訪れました。

私と妻のＨＬＡ型を調べると、妻が子どもの型と一致したのです。あり得ない確率でしたが、希望が見えてきました。

すぐに移植の準備が始まりました。

移植は無事、成功しました。長女は助かった。私も妻も喜びました。しかし、安心はできなかったのです。

移植に成功した長女が肺炎で亡くなる

移植は成功しても、感染症という魔の手が待っていたのです。移植を受ける前には、抗がん剤などの投与をしているので、免疫力が落ちています。また、免疫抑制剤などの使用によっても免疫力は下がります。

健康な状態であれば感染しないような弱い菌にも、感染してしまう可能性があるのです。長女は肺炎に罹り、亡くなってしまいました。そのときは、救急車で運ばれてから１年ほど経っていました。それ以降、私も妻も気力を失い何も手につかない状態が続きました。

ただでさえ私は、長女が入院してから、ほとんど会社に行っていませんでした。病気が治るならどんなことでもしようと考えていたので、仕事どころではなかったのです。

患者の家族としても経営者としても再起を誓う

私は当時、複数の会社を経営していましたが、いずれもワンマン経営でしたから、社長である私が不在になると、売上がどんどん落ちてしまいます。長女が亡くなり、しばらくしてから私が仕事に復帰したときには、すでに取り返しのつかない状況まで追い込まれていました。

私も妻もすべてを失ってしまったのです。

経営していた会社は、すべて倒産してしまいました。そんな状態でしたが、妻と亡くなった娘のため、私は再起を誓いました。

私は、がんで苦しんでいる患者を救う活動、患者の家族を支える活動をしようと決めました。それから、資金力と経済力をつけるために5年かかりました。多くの知人たちが助けてくれ、仕事を紹介してくれました。

並行してがんの治療について勉強を始めました。すると、とんでもない事実が次々と出てきたのです。

最も衝撃的だったのは、日本の医療制度が病気を治す仕組みにはなっていないことでした。

製薬会社は既存の抗がん剤を使わざるを得ない

製薬会社は抗がん剤を開発します。実際に医療の現場で使えるようになるまでには何年もかかり、莫大な予算をつぎ込むことになります。その資金は、抗がん剤を売って回収しなければなりません。

抗がん剤を投与したら、どんながんでもすぐに治ってしまったらどうでしょうか。抗がん剤は少ししか売れません。現状の抗がん剤は、一時的にがんの進行を抑える効果はありますが、完治させる力はありません。アメリカではすでに抗がん剤が効かないことは常識になりつつあります。

しかし日本では、がん患者が亡くなるまで、既存の抗がん剤を投与するのです。製薬会社は、その薬を開発するために巨額の資金を投入しているので、そうしなければ投資した資金を回収できないという事情があります。

病院も同じです。患者の病気がすぐに完治してしまえば、病院は儲かりません。患者本位の治療をすればするほど、病院経営は苦しくなってしまうでしょう。しかし、抗がん剤などの薬を使えば使うほど、利益につながります。治る見込みのない患者にも、延命を理由に、大量の抗がん剤を投与します。

製薬会社と病院の利益を支えているのが健康保険です。医療費が高額になってしまえば患者や家族は支払うことができません。代わりに支払ってくれるのが健康保険です。会社員にしても自営業にしても、毎月高額な健康保険料を納付しています。それが、無駄な治療のために使われているのです。

私には国（健康保険）、医師会（病院）、製薬会社の三者が強力なトライアングルを

日本の医療界の強固なトライアングル

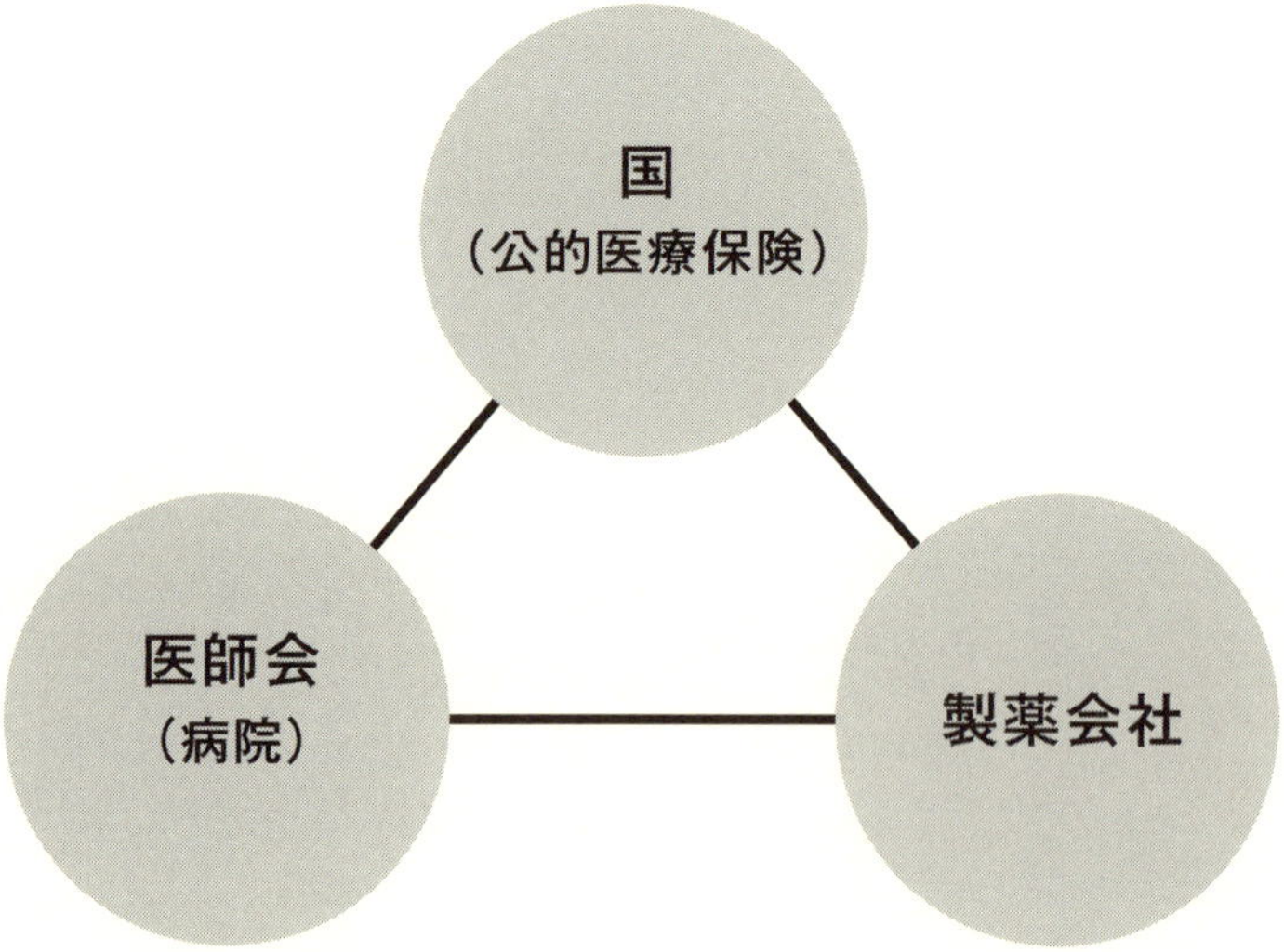

形成して、自分たちの利益を守るために、患者を犠牲にしているとしか思えません。調べれば調べるほど、それを裏付ける証拠が出てきたのです。

このように抗がん剤には、ほとんどメリットがなくデメリットしかないと私は考えています。

抗がん剤は治すための薬ではない

がんと診断された患者には、医師から抗がん剤を勧められるケースが多くあります。そのとき患者は、「抗がん剤で治療すれば、がんが治る」と信じようとします。藁(わら)にも縋(すが)る気持ちですから、それも無理はありません。

繰り返しになりますが、そもそも抗がん剤は、がんを治すことを目的に行う治療法ではないのです。

抗がん剤は人によって効果がある場合もあれば、ない場合もあります。がんの部位によっても、進行を止められる場合もあれば、ほとんど効果がない場合もあります。しかし、副作用はほぼすべての患者に現れます。抗がん剤の効果があってもなくても、副作用は付いてくるのです。

仮に抗がん剤の効果があったとしても、抗がん剤だけで完治させることはできません。腫瘍を小さくすることはできても消すことはできないのです。抗がん剤の効果がある間だけ進行を抑えているので、抗がん剤をやめれば再び腫瘍が大きくなります。

がんの進行を止めるためには、抗がん剤を続けなければなりません。しかし副作用があるため、患者の体はどんどん不調になっていきます。また、長期に同じ抗がん剤を使用していると、体に耐性ができてしまい、効果がなくなってしまうことがあります。

抗がん剤はもう治らないと医師が判断した患者に対して、延命のために利用されることが多いのです。

がんは治る病気であることを知ってほしい

この事実に気づいたとき、私は衝撃を受けました。病気になれば病院へ行き、医師の診断を受ける。医師は患者に最善の治療法を提案してくれる。患者は医師を信頼して治療を任せる。

医師あるいは病院というところは、そういうところだと信じていました。多くの人も同じではないでしょうか。

確かに病院にも経営があります。利益が出せなければ患者の治療を続けることができません。ですから、ある程度、経営を優先しなければならないこともあるでしょう。

しかし、患者の命よりも病院の経営を優先することがあるなど、私はみじんも考えたことがありませんでした。というより、患者の命のことなど、ほとんど考えていないと思えるような病院さえあるのです。

もちろん、多くの医師は、患者の命を救いたいと考えているでしょう。そのために難関の医学部を目指し、医師として歩み始めたはずです。

ただ、がんの専門医としての教育を受け始めた瞬間に「標準治療こそ、最新、最良の治療法」だと教え込まれます。標準治療とは三大療法です。

毎日、同じことをインプットされれば、どんなに優秀な医師でも、それが正しいと考えてしまうでしょう。そのため、患者が三大療法以外を希望しても、話を聞く耳さえ持ちません。

「いかがわしい民間療法の布教者に洗脳されたな」くらいにしか思わないのです。

医師にしても、実際の治療をしているのですから、抗がん剤でがんが完治する可能性が少ないことは知っています。しかし、それ以外に方法がないと思い込んでいるので、患者に抗がん剤を勧めるのです。

患者とその家族を救うために

医療界の強固なトライアングルが患者のためになっていないことに気づいた私は、自分の力で患者を救えないかと考えました。患者を救うことは家族を救うことにもつながります。

これこそ、私の娘が遺した意思であり、私が一生をかけて取り組まなければならない使命だと感じたのです。

私は医師ではないので、直接、治療することはできません。しかし、医師ではないからこそ、わかることは山ほどあります。

前述のような医療界のトライアングルに組み込まれて身動きができなくなることもありません。私が、がんの専門医であれば、三大療法から抜け出すことはできないでしょう。

弟の死に直面して命の大切さを知り、娘ががんにかかったことでがんの恐ろしさに気づき、娘の死をきっかけとしてがんを勉強するうちに医療界の矛盾を発見した、この私にしかできないことがあるはずです。

三大療法の真実を知っておきたい

最適ながんの治療法を見つけるためには、三大療法の真実を知っておく必要があります。

現在、国内で行われているがんの三大療法には、抗がん剤以外にも手術と放射線があることは既に述べました。

手術は、ある程度やむを得ない場合もあります。がんを転移させないためには、腫瘍を手術で取り除くのが手っ取り早い場合もあるからです。

ただし、手術は体に大きなダメージを与えます。手術後は免疫力も下がるため、がんと闘う力も弱くなります。ですから、手術は必要最小限に抑える必要があると考え

がんの「発症」「再発」の原因

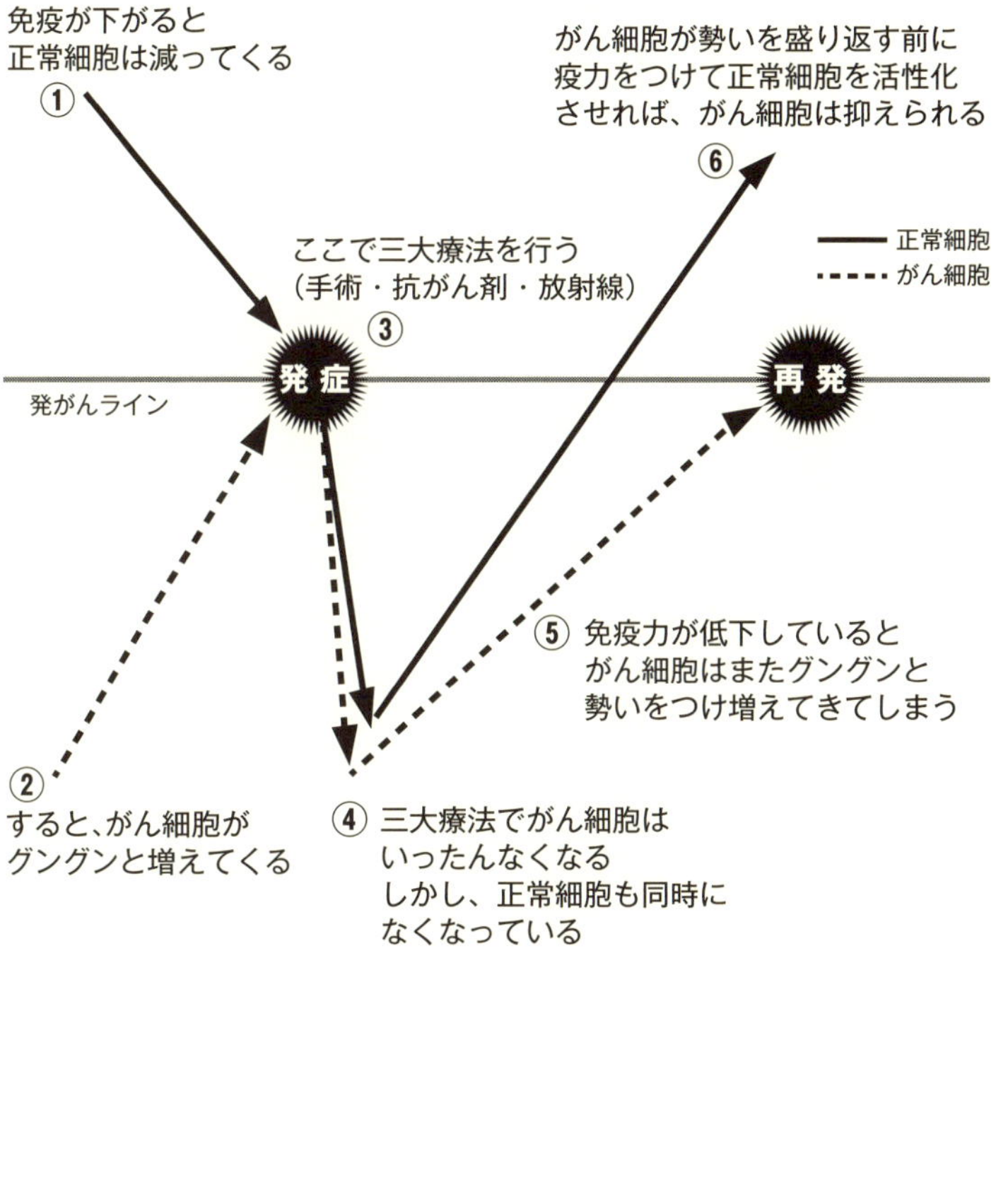
免疫が下がると
正常細胞は減ってくる
①
がん細胞が勢いを盛り返す前に
疫力をつけて正常細胞を活性化
させれば、がん細胞は抑えられる
⑥
ここで三大療法を行う
（手術・抗がん剤・放射線）
③
正常細胞
がん細胞
発症
再発
発がんライン
⑤ 免疫力が低下していると
がん細胞はまたグングンと
勢いをつけ増えてきてしまう
②
すると、がん細胞が
グングンと増えてくる
④ 三大療法でがん細胞は
いったんなくなる
しかし、正常細胞も同時に
なくなっている

ています。

放射線は、がんの部位に照射して直接がんを退治することができるので、ある程度の治療効果があると考えられます。

ただ、繰り返しになりますが、三大療法によって正常細胞まで攻撃されてしまうと免疫力が落ちてしまいます。免疫力が落ちると、がん細胞の増殖を抑えられなくなってしまうのです。

体の中では、常にがん細胞が発生しています。それでもがんに罹らないのは、免疫システムががんを見つけて退治してくれているからです。

がんの治療のために免疫力が落ちてしまうのは非常に危険なのです。一度はがん細胞がなくなったとしても、いずれ再発することになってしまいます。

とはいえ、私は日本の医療制度を批判しようとは考えていません。批判をしただけでは何も変わらないからです。

三大療法のデメリット

手術療法

- 患者の体そのものに大きなダメージを与える
- 細かい転移に関しては取りきれない可能性がある

抗がん剤療法

- ほぼ全てのケースで副作用が現れる
- がんの進行を止めるために高額な薬の投与を続けなければいけない
- 腫瘍を小さくすることはできても、消すことはできない

放射線療法

- 皮膚や粘膜の炎症症状などの副作用が表れる可能性がある
- ひとつの部位に照射できる放射線に限界がある

そうではなく、がん患者やその家族を少しでも救う活動をしたいと考えて、今日までやってきました。

食事療法は病気を治す基本

長女を亡くしてから、がんについて猛勉強するなかで私は、さまざまな治療法があることを知りました。そのなかで最も大事なモノの一つが食事だと感じました。「私たちの体は食べたものからできている」とよくいわれますが、その通りです。

何を食べるかによって、健康を維持できるかどうかが変わるうえに、病気に罹ってからでも食事を変えることによって、薬で治療するよりも大きな治癒効果が得られることもあります。そのため近年は食事療法を取り入れるクリニックも増えています。

食事療法を実践することは、自分の体質を変えることでもあります。東洋医学では、体質を重視しています。

例えば、体力が充実していて疾病に対する抵抗力の強い体質の人を、東洋医学では「実証」といいます。逆に体力がなく、体の機能が低下したり生理的物質が不足したりしている体質の人を「虚証」といいます。

体質には、がんになりやすい体質となりにくい体質があります。できるだけ、がんになりにくい体質をつくることが重要なのです。

東洋医学では、体質を改善するために薬（漢方）なども用いますが、食事の改善による方法も重視されています。

例えば、がんの好む食事は、高カロリー、糖やアミノ酸、油脂類、体を冷やす食材など、となります。一方でがんの嫌がる食事もあります。それは、低カロリー、食物繊維、ミネラル、ビタミン、体を温める食材などです。

こうしてみると、がんにかかりにくい食事は、ダイエットに通じる部分があります。

がんになりやすい食事となりにくい食事

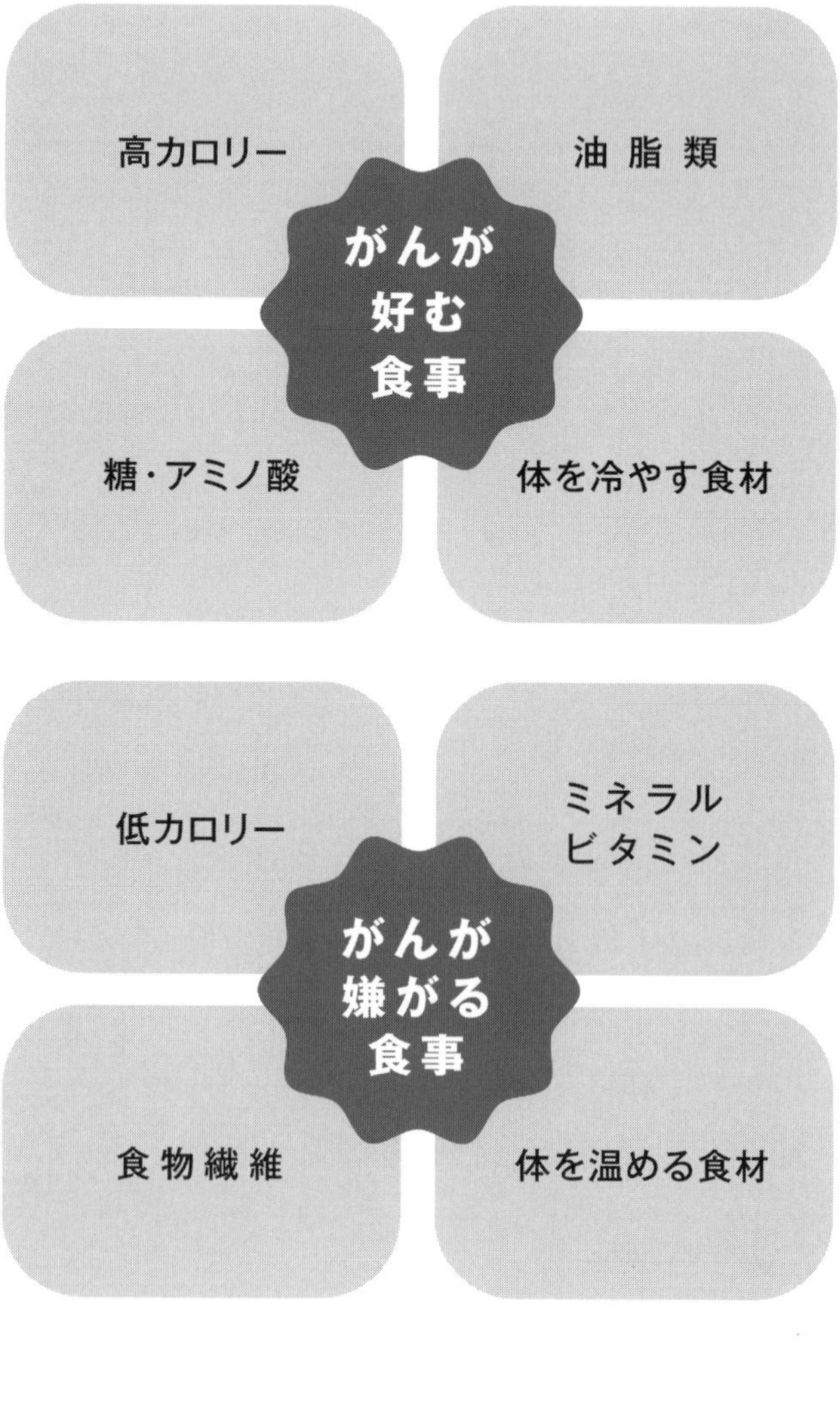

肥満は生活習慣病の原因だといわれているので、ダイエットががんの予防や治療にいい影響を与えるのは不思議ではありません。

がんが嫌がる食事の基本は、粗食であることです。栄養価の高いものや糖分の多いものは、がんの餌になってしまいます。肥満気味な人は、まずダイエットすることが先決だといえます。

そのためには、「糖」を控えることが重要です。最近は糖質抜きダイエットが人気になっていますが、「糖」を控えることは体重を減らすだけでなく、免疫力を上げることにもつながるのです。

食欲の「ある」「なし」が患者の精神状態を大きく変える

病気と闘うために食事は大きなポイントになりますが、ときには食欲がなく、食べたくないときもあります。健康な人であれば、多少食欲がなくても「夏バテ気味かな」

と思う程度ですが、がん患者の場合は違います。

食欲がない日が少し続き、体が痩せてきたりすれば「きっとがんが進行しているのだ」「もうダメかもしれない」と思ってしまいます。これでは後ろ向きの気持ちになり、免疫力もうまく機能しなくなってしまいます。

食欲がある、食事をおいしく食べられる状態にあるということは、がん患者にとっては、想像以上に重要な意味を持つのです。

患者に食欲がなくなった場合には、少し工夫することで食べられるようになることもあります。例えば時間の工夫です。

がんの進行度合いにもよりますが、患者の体調は24時間のなかでも大きく変化します。一般的には睡眠をとって朝起きたときが一日のうちで最も体調がよく元気な状態です。

起きている時間は徐々に疲労が蓄積していくので、夕方になるにつれて元気をなくしていきます。

健康な人の場合は、ゆっくりと時間が取れる夕食を重視する傾向にあります。朝は慌ただしくて朝食を食べずに出かけたり、昼は昼で仕事が忙しくて簡単なもので済ませたりしてしまいます。だからこそ、夕食で十分な栄養を摂取しようとするのです。

しかし、がん患者の場合は夕方になると疲れてしまい、食欲がなくなってしまうこともあります。そんな場合には、朝の、まだ元気で食欲があるときの食事を充実させることが大切です。

もっといえば、食事の時間や回数にこだわる必要もありません。お腹が空いたときに食べればいいですし、回数も３回でなくてもよいのです。栄養バランスを崩さない限りは、１日４食でも５食でも構いません。

食事をおいしく食べられる状態にあるかどうかが、患者にとっては非常に大きな意味を持つことを理解してください。

体温を1度上げれば免疫力は上がる

また、体を冷やさないことも重要です。医師の齋藤真嗣氏は著書『体温を上げると健康になる』（2009年、サンマーク出版）の中で「体温が1度下がると免疫力は30％低下し、逆に体温が1度上がると免疫力は50～60％もアップする」と言っています。

それはなぜでしょうか？ 体温が上がると、白血球の数が多くなるのではなく、白血球の持つ能力と精度が上がるからだ、と齋藤氏は説明しています。

白血球は体の免疫システムに大きく関わっています。白血球は、血液の中に存在し、体の中を巡っています。何か悪さをする物質が入り込んでいないかをパトロールしているのです。異物を発見すると、すぐに攻撃します。

ところが体温が低く血流が悪くなると、白血球の動きが鈍ってしまい、十分な攻撃ができなくなってしまいます。実際はもっと複雑な仕組みになっていますが、簡単に言えば、体温と免疫の関係は以上のようになっているのです。

体温を上げるためには、さまざまな方法があります。最も手軽なのは、お風呂に入ることです。最近は、湯船に漬からずシャワーだけで済ます人も増えていますが、シャワーでは体温を上げることはできません。

免疫力を上げるためには、湯船にしっかり漬かり、体温を上げることが重要です。夏でも面倒がらずに湯船に漬かる習慣をつけるだけで、免疫力をアップさせることができるのです。

体温は食事とも大きな関係があります。食べ物には体温を上げるものと下げるものがあるからです。

体温を上げる食べ物としては、ショウガやトウガラシ、大根、ニンニクなどが有名です。逆に体温を下げる食べ物には、トマト、ホウレン草、モヤシ、ナスなどがあります。この例のほかにも、インターネットなどで調べると、体を温める食材や冷やす食材がたくさん出てきます。

これらを把握して、できるだけ体を温める工夫をするのがいいのです。ショウガやトウガラシなどは、料理にトッピングする方法もあり、手軽に体温を上げることができます。

大切なのは継続することです。少しずつでも続けることで恒常的に体温を上げ、免疫力の向上につなげていくことができます。

運動で筋肉を増やせば体温は上がる

年齢を重ねていくと、筋肉量は自然と減っていきます。それもまた、体温を下げる要因となってしまいます。

その理由は基礎代謝が下がってしまうからです。基礎代謝とは、人が何もせず、静かにしているときに体が消費するエネルギーのことです。

体温を上げる食品・下げる食品

体温を上げる食品（熱性食品）

- **野菜類**…生姜、唐辛子、ニンニク、ニラ、大根、長ネギ、ゴボウ、タマネギ、ニンジン、カボチャ、ラッキョウ、ショウガ、パセリ、春菊、フキ、山菜類など
- **果物・ナッツ類**…栗、松の実、梅、桃、ざくろ、山椒、胡椒など
- **魚介類**…マグロ、タイ、ウナギ、サバ、アジ、イワシ、エビ、カツオ、牡蠣など
- **肉類**…羊肉、鶏肉、鹿肉など
- **そのほか**…タマゴ、みりん、味噌、ごま油など
- **飲み物**…日本酒、梅酒、紅茶、ココアなど

体温を下げる食品（寒性食品）

- **野菜類**…トマト、ほうれん草、モヤシ、ナス
- **穀類**…そば、小麦
- **果物・ナッツ類**…レモン、ミカン、梨、リンゴ、スイカ、マンゴー、パイナップル、柿など
- **魚介類**…カニ、アワビ、ウニ、タコ、カニ、アサリ、シジミ、昆布など
- **肉類**…馬肉
- **そのほか**…こんにゃく、豆腐、バターなど
- **飲み物**…牛乳、緑茶、コーヒーなど

体を動かしていないときにも、私たちの体の中ではさまざまな活動が行われていま す。心臓は休まず鼓動しており、胃や腸も動いています。もちろん、脳もエネルギーを消費しています。

厚生労働省のデータによると、基礎代謝量は成人男性で1日1500kcal程度、成人女性で1日1200kcal程度といわれています。

人が1日に消費するエネルギーの多くは、この基礎代謝量が占めています。あなたの周りにも、たくさん食べても太らない人、逆にあまり食べないのに太っている人がいると思います。

「私は太る体質で……」と言い訳をする人もいますが、それは体質でも遺伝でもなく、基礎代謝量が理由であることが多いのです。同じカロリーを摂取しても、基礎代謝量が多ければ太りにくくなり、基礎代謝量が少なければ太りやすくなります。

体温も基礎代謝量と大いに関係しています。人は体温を維持するためにも多くのエネルギーを使っているからです。年齢や性別が同じでも体温が高い人は基礎代謝量が多く、体温が低い人は基礎代謝量が少ない傾向があります。

では、体温の高い人と低い人では何が違うのか。

一つの理由が筋肉量です。筋肉を動かすにはエネルギーを消費します。これによって、体温を上げることにもつながるのです。

昔の人と比べて現代人は、全体的に体温が低くなっているといわれますが、その理由は、運動をあまりしなくなったために、筋肉量が落ちていることが一つの原因だと考えられます。

意識して筋肉を増やせば、基礎代謝量も自然と増えて、結果的に体温を上げる効果もあります。

筋肉量を増やすために最も手軽なのは、ウォーキングです。人の筋肉の約7割は下半身にあるといわれるので、この部分を鍛えれば、筋肉を効率よく増やすことができます。

運動をしなければ筋肉は着実に衰えていくので、毎日少しでもウォーキングを心がけるといいでしょう。

忙しい人の場合には、通勤を少し工夫するだけでも効果があります。例えば、会社の最寄り駅の1駅手前で電車を降りて歩くようにすれば、15分から20分程度のウォーキングの時間ができるでしょう。

「週末になって時間ができたら、ウォーキングに出かけよう」などと思っていると、いつまで経っても実現できません。日常の生活の中にウォーキングなどを取り入れていくことが大事です。

温熱マットで体温を上げる方法も

2006年、岩盤浴がブームになりました。温められた石の上に横になって汗をかくサウナのような設備です。石から発せられる遠赤外線が体を温めてくれます。利用

日本人の基礎代謝基準値

性別	男性			女性		
年齢	基礎代謝基準値（kcal/kg/日）	標準体重（kg）	基準代謝量（kcal/日）	基礎代謝基準値（kcal/kg/日）	標準体重（kg）	基準代謝量（kcal/日）
1−2歳	61.0	11.9	730	59.7	11.0	660.0
3−5歳	54.8	16.7	920	52.2	16.0	840.0
6−7歳	44.3	23.0	1020	41.9	21.6	910.0
8−9歳	40.8	28.0	1140	38.3	27.2	1040.0
10−11歳	37.4	35.5	1330	34.8	35.7	1240.0
12−14歳	31.0	50.0	1550	29.6	45.6	1350.0
15−17歳	27.0	58.3	1570	25.3	50.0	1270.0
18−29歳	24.0	63.5	1520	23.6	50.0	1180.0
30−49歳	22.3	68.0	1520	21.7	52.7	1140.0
50−69歳	21.5	64.0	1380	20.7	53.2	1100.0
70歳以上	21.5	57.2	1230	20.7	49.7	1030.0

出典：厚生労働省　生活習慣病予防のための健康情報サイト

したことのある人は、体の芯から温まることを実感したのではないでしょうか。

このように、岩盤浴も体を温める効果がありますが、出かけていく必要があるため、なかなか利用できないこともあります。

そこで、岩盤浴と同じような効果が得られる温熱マットが販売されています。例えば、玉川岩盤浴温熱マットは、秋田県玉川温泉と同じ効果を半永久的に発生させるマットです。

玉川温泉は、岩盤浴が有名な温泉地です。多くの人が湯治に訪れています。その玉川温泉と同様の効果を自宅でも得られるのが、このマットなのです。

腸の健康ががんに大きく関わっている

また、免疫力と腸は大きな関係があるといわれています。腸は私たちが意識しなくても自分で判断して、食べ物を消化して吸収します。また、有害なものを体の外に排出して、健康を維持する機能もあります。

さらに、体の免疫細胞は腸に集まっています。白血球の一種であるリンパ球は60〜70％が腸に存在しています。

糖の摂り過ぎで腸が弱ってくると、ホルモンの分泌も減り、免疫力も衰えます。結果、がんになりやすい体質になってしまいます。腸の状態は、がんの進行に大きな影響があるのです。

なぜ糖の摂り過ぎがよくないのか。糖がそれ以上、分解する必要のないものだからです。すなわち、そのまま体内に吸収できるので、腸が活躍するチャンスがないのです。

糖を摂り過ぎると、腸が働かないので腸の筋肉が衰えてきます。だんだん動きも悪くなり、萎縮して腸壁が薄くなっていきます。

その結果、代謝が下がります。代謝が下がると、消費するエネルギー量が少なくなるので、肥満につながります。

腸の働きが悪くなると、簡単に体に吸収できる糖を欲しがるようになります。そのため、糖を摂る量も増えて、さらに腸の働きが悪くなるという悪循環に陥ります。よって、糖の摂り過ぎは肥満につながり、体調不良を起こすことで病気の原因をつくることになります。がんになってしまう原因も同じです。

がんを予防するために腸の状態を整えるのが効果的であるのはもちろん、すでにがんとなった患者も、がんと闘うためには腸を整えることが重要なのです。

笑いには病気を治す力がある

笑うと免疫力が上がると、よくいわれています。とても納得できる話です。ストレスは多くの病気の原因だといわれていますが、仕事で疲れたときでも、テレビでお笑い番組などを観ると、気持ちが楽になるような気がします。こんなときには、免疫力も回復しているはずです。

実際に笑いが病気にどのような効果をもたらすのか、実証研究もスタートしています。２０１７年５月から大阪国際がんセンターが松竹芸能株式会社、株式会社米朝事務所、吉本興業株式会社と協力して、「笑い」ががん患者のストレス軽減や免疫機能向上にどのような影響を与えるのかを調べています。

同センターのがん患者が対象で、公演初日は２００人の患者が参加しました。「わろてまえ劇場」と名付けられた舞台に桂文枝さんなど落語家３人が登場し、創作落語が約１時間、披露されました。

この実証研究では、８月末までに落語や漫才などの公演を２週間に１回、計８回開催します。そして、すべての公演を鑑賞する患者グループと、半分だけ鑑賞する患者グループに分け検査やアンケートを実施します。その結果、免疫機能や生活の質（ＱＯＬ）などがどう変化したか、心と体の両面から確認します。

最も効果的なのは、常に笑いの絶えない家庭にすることです。患者も家族も、つらいことでもユーモアたっぷりに話せば気持ちも楽になります。

カラオケでストレスを発散する方法も

ストレスを発散するという意味では、カラオケで思い切り歌うのも効果があります。日ごろの生活の中では、大きな声を出すことは滅多にありません。カラオケで大きな声を出して歌うと、誰でもすっきりした気分になります。

大きな声を出すと、自律神経を整える効果もあると考えられています。自律神経とは、自分の意思とは関係なく働く神経のことです。

私たちの体の中では、意識しなくてもさまざまな機能が働いています。例えば、心臓などが動いたり、血圧や体温を調整したりするのもそうです。

自律神経には交感神経と副交感神経があります。活動をしているときには交感神経が働きます。交感神経は血圧を上昇させるなどして、活発な行動をしやすくします。一方で休んでいるときには、副交感神経が働きます。血圧を下げるなどして心も体もリラックスさせます。

交感神経と副交感神経のバランスがいいと、健康を維持することができます。大きな声を出して歌うことには、このバランスを整える効果があるといわれています。歌うときに腹式呼吸を心がけると、さらに効果的だといわれます。腹式呼吸は息を吸うときにお腹を膨らませ、息を吐くときにお腹をへこませる呼吸法です。意識しすぎると、カラオケを楽しめなくなり、逆効果になる可能性があるものの、慣れてくれば自然にできるようになります。

腹式呼吸

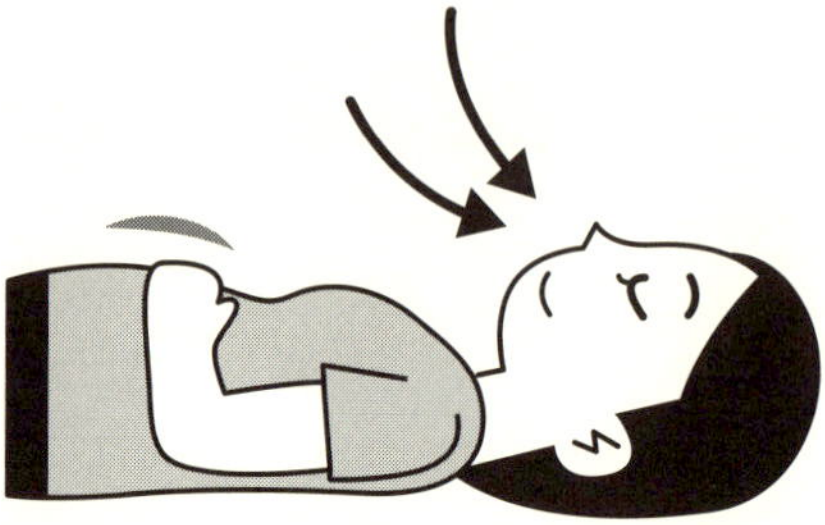

鼻からゆっくり息を吸い込み、おへその下に空気をためる
イメージでおなかをふくらませます。

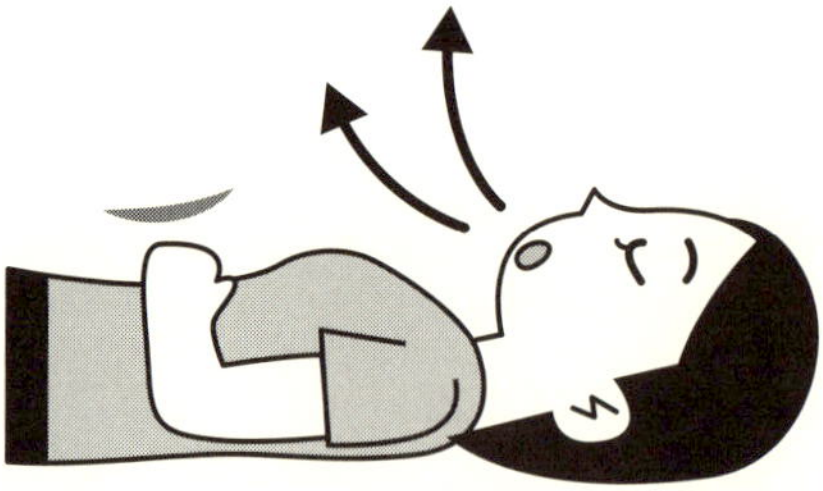

つぎに、口からゆっくり息を吐き出します。お腹をへこませながら、
吸うときの倍の時間をかけるつもりで吐くのがポイントです。

仕事が気持ちを支えることもある

家族から患者の仕事について質問を受けることがあります。治療期間中に仕事を続けると、がんが進んでしまうのではないかと家族は心配するのです。

しかし、これまで仕事をしてきた人にとっては、仕事を続けること、仕事に復帰することが希望の一つになっています。やみくもに仕事を禁止すれば、患者のいら立ちを募らせてしまうことになります。

そんなときは、患者がどうしたいのかをしっかり聞くことが大事です。家族とはいえ、日頃は互いの要望を改めて聞く機会は多くありません。家族のことは意外に理解できていないものです。

仕事は社会とのつながりでもあります。定年退職した人が、仕事を離れると同時に老け込んでしまったという話はよく聞きます。社会とつながっていることが大きな生きがいとなっているのです。

また、治療のために仕事を離れてしまえば二度と復帰できないのではないか、という不安も患者にはあります。仕事を続けながら治療をすることも選択肢の一つであると考え、患者が不安や不満をため込んでしまわないためによく話し合いましょう。

患者も家族も元気なときのことを思い出す

がん患者は、自分の将来を悲観してしまいがちです。元気なときは優しくて頼りがいのあった人でも、がんにかかった途端に気難しくわがままな性格になってしまうこともあります。

それは先行きの不安からいら立ちが募り、悪い面が出てしまっているにすぎません。冷静に考えれば、家族にもそれが理解できるのですが、家族にしても身近な人ががんに罹ればショックが大きいうえに、やらなければならないことも多いので、次第に疲れてしまいます。

そんなときに患者がわがままを言ったり、家族を非難したりするようなことがあれば、ときには感情を抑えきれず、ケンカになってしまうこともあります。

しかし、家族の関係が悪くなってしまうことは治療に最も悪影響を与えることになるので、未然に防がなければなりません。

家庭の空気をよくする一つの方法が、元気なときの写真を見たり、思い出話をしたりすることです。それによって、家族は患者の本来の人格を再認識することができます。患者本人も、自分の本来の姿を思い出して、家族への態度を改めるきっかけになります。

患者も家族も精神的に余裕がなくなってしまうのは当たり前のことです。ここで述べたことを心にとどめておき、自分を取り戻す工夫をすることが大事です。

第3章　がんを叩くまったく新しい成分「ヨウ素」

――見いだした〝逆転のカギ〟とは？

経済的基盤を取り戻すのに5年が必要だった

長女の死をきっかけに、がん患者、そして患者の家族を救う仕事に一生を捧げようと決心したわけですが、まずは生活を立て直すことが先決でした。

私も妻も長女を失ったことで精神的に大きなショックを受けたのと同時に、経済的にも大きな打撃を受けました。会社員であれば、ある程度の収入が確保できたのかもしれませんが、私はいくつかの会社を経営していたので、すべて自己責任で運営しなければなりません。

長女ががんで緊急入院してからは、仕事どころではありませんでした。その点では、経営者失格かもしれません。しかし、どうしても長女のそばから離れることができなかったのです。

そのとき私を支えてくれていた社員には、本当に申し訳ないことをしたと思っています。ワンマン経営だったばかりに、私が出社しないことで、会社を破たんに追い込んでしまったのです。

社員のなかには、家族を抱えた人もローンを抱えた人もいました。私の個人的な理由で、経済的、精神的な負担をかけてしまったことを後悔しています。

私自身も経済的な支えをなくしました。そのため、長女が亡くなり、がん患者を救うためのビジネスを始めるには、生活の立て直しから始める必要があったのです。

幸い、かつて一緒にビジネスをしていた仲間が仕事を紹介してくれたり助けたりしてくれたおかげで、新たにいくつかのビジネスを立ち上げ、順調に業績を伸ばしていくことができました。

長女の七回忌に運命的な出会いが訪れる

それでも、ある程度の経済的な基盤が整うまでには5年以上の歳月が必要でした。

そして、長女の7回忌を終えた直後に運命的な出会いがありました。

がんに効果のあるヨウ素製剤と出会ったのです。

ヨウ素は、みなさんよくご存じの「希ヨードチンキ」にも使われている薬品です。ヨードチンキは、ヨウ素の殺菌作用を利用した消毒薬ですが、ヨウ素にはそれ以外にもさまざま効果があることが明らかになっています。

例えば、東日本大震災の後には、安定ヨウ素剤が話題になりました。原子力発電所で事故が生じると、空気中に放射性ヨウ素という成分が放出されてしまうことがあります。放射性ヨウ素が呼吸や食べ物を介して、人間の体の中に入ると、甲状腺に蓄積されます。

ヨウ素は甲状腺ホルモンの主原料であり、人間の体にとってなくてはならないものですが、必要な量はわずかで、一日あたり0・095〜0・15㎎です。ヨウ素には安定同位体と放射性同位体がありますが、このうち放射性のものを過剰に摂取すると放射線の被ばくが起こり、数年から数十年後に甲状腺がんを発症する可能性があります。それを防ぐことができるのが安定ヨウ素剤なのです。

放射性ヨウ素が体に取り込まれる前に安定ヨウ素剤を服用することで、血液中のヨウ素濃度が高くなり、甲状腺ホルモンの合成が一時的に抑えられます。結果、血液から甲状腺へのヨウ素の取り込みが抑えられるのです。

また、血液中のヨウ素濃度の大半を安定ヨウ素で占めることによって、甲状腺に到達する放射性ヨウ素の量を少なくすることができます。

そのため、原子力発電所で事故が起きたときには、すみやかに安定ヨウ素剤を服用することが体を守ることにつながるのです。

そこで政府は、２０１３年６月に原子力災害対策指針を改正して、原子力発電所から５キロメートル以内の地域の住民には、安定ヨウ素剤を事前配布することにしたのです。

日本人研究者がヨウ素の無毒化に成功

ヨウ素製剤がさまざまな病気に効果があることは、100年以上前から知られていました。実際にアメリカのハーバード大学でも研究されていました。しかし、大きな問題があったのです。

それは、ヨウ素が劇薬であることです。ほんの少しの量で致死量に達してしまいます。ですから、ヨウ素製剤を作るときには、成分を相当に薄めた状態にしなければなりません。すると、効果も薄れてしまうという問題がありました。

そこでヨウ素を無毒化して、薬効を得るための研究が進められてきました。世界中の研究者が試行錯誤をするなかで、無毒化に成功したのは日本人研究者・佐藤一善博士でした。

佐藤博士はアメリカで研究していましたが、無毒化に成功した後は帰国し、実際にがんの治療に使い始めたのです。

それを知ったのが長女の七回忌を終えた直後でしたから、運命を感じずにはいられませんでした。きっと長女が引き合わせてくれたに違いありません。私はそう信じています。

私が佐藤博士のことを知った当時、すでにヨウ素製剤ががんの治療に使われ始めていたのですが、彼はすでに亡くなっていました。

このままでは、ヨウ素製剤が埋もれてしまいそうでした。第2章で紹介したように日本の医療業界が形成するトライアングルは、本当に効果のある治療法は排除しようとするからです。

危機感を抱いた私は、軌道に乗りつつあったすべてのビジネスを売却し、その資金でヨウ素製剤の会社を買収しました。そして「一人でも多くのがん患者にこれを届ける」と天国の長女に誓ったのです。

実際、ヨウ素製剤は目覚ましい効果がありました。その詳細は第4章で紹介します。

ここでは、なぜヨウ素ががんに効くのかをもう少し詳しく説明しましょう。

ヨウ素は海藻などに含まれる元素

そもそもヨウ素は、原子番号53の元素で元素記号はIです。ヨウ素は、遊離した状態では自然界に存在しません。海藻や、海産動物の中に有機化合物として含まれています。また、海水や地下かん水にも微量ながら含まれています。かん水とは、塩分を含んだ水のことです。

日本では、房総半島や新潟県の地下かん水に集中的に存在していることがわかっています。資源の乏しい日本にとって、ヨウ素は世界に輸出できる貴重な国産資源なのです。

では、ヨウ素には、どのような性質があるのでしょうか。

人間の体を作っている元素は、全部で29種類あります。人の体は大部分が水（水素と酸素の化合物）だといわれます。実際にその通りで、水素が60・3％、酸素が25・5％、炭素が10・5％、窒素が2・4％。この4種類の元素で98・7％を占めていることなります。

残りの25種類の元素は、合わせても１・３％と微量ですが、いずれも人体に必要不可欠な元素ばかりです。その必要不可欠な超微量元素の中にヨウ素が含まれています。

コロイド化で体に有益な効果だけを引き出す

人体の組織や器官は、37兆個もの細胞が集まってできています。これらの細胞の生命源は、鉄やヨウ素、マンガン、銅などを含むミネラル・金属元素から構成されており、人間の体内には、約32のミネラル・金属元素とほぼ同数の微量ミネラルと微量金属元素が存在します。

コロイド化学とは、これらの物質を微粒子（コロイド）にし、生物細胞が利用できる大きさに変換する化学のことです。界面化学ともいいます。

自然な状態では、これらの物質はコロイド状で細胞に供給されています。また、現在では、実験室でコロイド状物質を生産することが可能になりました。

さらにコロイド化学の研究が進めば、微量金属元素のコロイド物質の作用により寿命を延ばすこともできるようになると考えられます。

ヨウ素は、人間の体内細胞を正常に保つために欠かすことのできない物質の一つです。しかし、ヨウ素を0・1~0・2グラムを飲むと、おそらく死につながります。そのヨウ素をコロイド化することで無毒にできるのです。これを証明する、アメリカの著名な細菌学者フレディリック・S・メイシー博士の実験があります。

メイシー博士は、200グラムのコロイド化ヨウ素の入ったコップを掲げてみせて、「このコロイド化ヨウ素は、遊離状ヨウ素約50グラム、つまり300人の致死量に相当します」と宣言。そのままコロイド化ヨウ素を飲んでみせたのです。それだけのヨウ素を飲んだにもかかわらず、メイシー博士には、何の変化もありませんでした。

つまり、コロイド状のヨウ素は無害であるため、人体にとって有益な効果を存分に発揮できるのです。

ヨウ素製剤の開発の経緯

1811年	フランスの化学者Bernard Courtoisがヨウ素を発見。フランスのGay-Lussacが元素であることを確認。
1828年	ヨードチンキの開発。外傷の殺菌、消毒剤として利用される。
1919年	薬学の大家、牧野民蔵・千代蔵兄弟が有機ヨウ素の薬効解明と製造に成功。
1921年	牧野民蔵医学博士が無機ヨウ素の有機転換技術を開発。経口水液、カプセル油液、注射液を完成させ、大きな話題となる。
1950年	牧野博士が広島県原爆被ばく者救済のため、１年間治療に貢献。ヨードが放射線被ばくに優れた効果を示す証明となる。
1980年	佐藤一善氏が米国のカリフォルニア・アトキンソン研究所で超微粒子金属コロイド化学の研究を82年までの２年間行う。有機ヨードの優れた薬効に注目し、独自に十数年間研究し、臨床医学に尽力した。
1981年以降	聖マリアンナ医科大学名誉教授の飯島登医学博士が難病患者に投与し、顕著な効果を確認し、数多くの事例を残した。その中で特に、高血圧、動脈硬化、白血病、胃潰瘍、十二指腸潰瘍、喘息、肝機能障害、脳障害後の回復、がん（ステージⅠ・Ⅱ）、がん転移予防、認知症等にいかなる新薬も及ばない薬効が認められた。
1990年	佐藤一善氏が、無機ヨウ素が有機ヨウ素に変換する過程の解明研究に着手し、1年ほどで世界初の完全解明に成功する。これにより、さらに高品質のヨード剤の開発に成功し、安定した製造技術も確立。経口剤、注射液の新試薬の生産を開始。
1996年	ラットにおける経口投与毒性試験により無毒と証明される。
2000年	緑内障、白内障等の眼病向け目薬、アトピー性皮膚炎、皮膚疾患用の全身洗浄薬の開発と薬用基礎化粧品の開発を行う。
2003年	ヨウ素剤に公的臨床がないことから、海外において臨床を始める。タイ赤十字病院でコロイド化ヨウ素の臨床を行う。
2004年	海外での臨床で驚異的な結果が得られ、それによりＷＨＯ（世界保健機関）からＨＩＶ・がんなど、あらゆる難病に対し効果が期待できるとして、全世界における臨床許可を得る。その臨床結果により、アメリカのＦＤＡ（食品医薬品局）に許可申請を行う。
2010年	タイ赤十字病院でHIV／エイズ罹病者の治療にコロイド化ヨウ素液の経口飲用と注射液による治療が行われ、顕著な治療効果が認められる。

これは、同様に劇薬として知られているヒ素も同じです。

コロイド化学は、スコットランドの化学者トーマス・グレアム博士によって、１８６１年に生みだされましたが、それが医学や農業、産業の分野までに広がり、計り知れない効果が注目され始めたのは、ごく最近のことなのです。

第4章 ヨウ素新薬の製品化という試練

——奇跡の勝利、そして……

コロイド化ヨウ素は、なぜがんに効果があるのか

ヨウ素を無毒化したコロイド化ヨウ素がどのような経緯で開発されたのかは、第3章で紹介しました。この章では、コロイド化ヨウ素がなぜがん治療に効果があるのか、そのメカニズムについて、詳しく解説しましょう。

ヨウ素が体内に入ると、甲状腺に蓄積されることはすでに説明しました。甲状腺以外の臓器はヨウ素を必要としないため、蓄積しきれなかったヨウ素はどこにも吸収されず尿中に排出されます。

しかし、がんなどの異常細胞は、ヨウ素を積極的に取り込みます。取り込まれたコロイド化ヨウ素は細胞内で分解され、ヨウ素本来の毒性を発揮して、細胞を破壊します。

その後は破壊された細胞のタンパク質などと結合し体にとって無害の状態となって、最終的には尿中に排出されます。

もう一つの作用として、コロイド化ヨウ素は、血中を流れているときに、弱った細胞を活性化する性質を持っています。細胞が活性化されれば、免疫力が上がることにつながります。

コロイドヨウ素はすでに長年服用されてきた実績がありますが、そのなかで副作用は一切報告されていません。通常の医薬品と異なり、オキシドアニオン（活性酸素）が付いていないために、正常細胞に対しては、細胞膜や遺伝子に損傷を与えることがなく、副作用がないと考えられます。

コロイド化ヨウ素水の効果

コロイド化ヨウ素水とは、「ヨウ素を水素と結合させることで有機化し、コロイド状で水溶液の中に存在させ、経口で体内に取り込むことのできるヨウ素として初めて開発に成功」したものです。注射液と異なり、経口で簡単にヨウ素を体内に取り込める飲料です。

また、コロイド化ヨウ素水は、注射液（飲用とは組成が異なる）としても利用が可能です。

ヨウ素は消毒作用を持つ天然元素ですが、自然界に存在するヨウ素は分子が大き過ぎて、人体に安全に取り込むことができないため、体の表面の滅菌消毒にのみ使用されてきました。その分子を小さくすることに成功し、体内の悪性物質の撲滅が可能となったのです。

私たちの体を形成する正常細胞に比べて、酸化作用の結果出現する悪い細胞（がん細胞、悪性リンパ球細胞・ウイルスおよび細菌に侵された細胞）は、すべて貪欲に栄養を求めて糖・タンパクを吸収し、自分たちのみ成長していくという性状を持っています。

このため正常細胞に栄養が行き渡らなくなり、免疫力の低下、体重減少が起こり、

コロイド化ヨウ素の適応症例

病名	詳細
がん（腫瘍）	胃がん、肺がん、前立腺がん、リンパ腺がん、脳腫瘍、スキルス胃がん、乳がん、子宮がん、胆のうがん、肝臓がん、すい臓がん、白血病、咽頭がん、皮膚がん、骨肉腫がん、大腸がん、直腸がん
潰瘍	胃潰瘍、十二指腸潰瘍
血管障害	脳梗塞、脳溢血、脳血栓、心臓血管障害、血管硬化、高血圧、高脂血症、リウマチ、喘息、ネフローゼ、肝炎、放射線被ばく障害、黄疸、肉腫瘍、肝機能障害、肝硬変、腎臓疾患、子宮内膜症、神経痛、アレルギー疾患
皮膚病	アトピー性皮膚炎
眼病	緑内障、白内障、認知症、アルツハイマー病
ウイルス性疾患	エイズ、結核、ハンセン病、SARS、てんかん、痛風、糖尿病、神経症、自律神経失調症、アルコール依存症、貧血
病気の予防	細胞活性、免疫活性、抗酸化作用、SOD活性作用、コレステロールの分解、腸内細菌の悪玉除去、その他

※皮膚病にはコロイドヨードクリーム、眼病にはコロイドヨード点眼薬を服用。
他は基本的に飲用。

三大療法との比較

	コロイド化ヨウ素	手術療法	放射線療法	抗がん剤療法
治療方法	自宅で飲用する。	がんの患部を直接切除する。	がん細胞そのものに放射線を当て、直接がん細胞を死滅させる。	抗がん剤の投与でがん細胞の活動を抑える。
治療対象	全身	局所	局所	全身
対象がん	ほぼ全てのがん。	早期の固形がん。	頭頸部がん、子宮がんなど。	進行がん、手術後の微小がん、および転移や部位などにより外科療法が困難ながん。
副作用	なし。（※好転反応あり）	臓器侵襲による出血のリスクおよび正常臓器機能の低下・喪失。	がん局所周囲の正常細胞も傷害されるため、後遺症が残る場合もある。	増殖の速い細胞に対して働くため、がん細胞のみならず正常細胞も殺傷される。
デメリット・リスク	三大療法と比べ症例が少ない。	痛みを伴い、時期を過ぎると再発、転移の危険性が増大することもある。外科的に解決できないがんも多い。手術自体でがん細胞をまき散らすことがある。子どもや高齢者には適用できないことが多い。臓器を失うことによる肉体的、精神的ダメージが大きい。手術自体のミスを伴う危険がある。	適用できないがんが多い。正常な細胞にも大きなダメージを与える。強い副作用で苦しむ。治療を行う医師の技術にかなり左右される。	正常細胞をも殺してしまうことが多い。副作用が強く寿命を縮める場合もある。効果も期待するほどではない場合が多い。
メリット・特徴	QOLを維持した全身療法。がん細胞だけを直接死滅させる。弱っている細胞をも活性化させる。副作用がない。ヨウ素は2時間しか体内に蓄積しない。	初期がんに対して有効。	早期がんおよび部位などにより外科療法が困難ながんに有効。	絨毛（じゅうもう）がん、急性骨髄性白血病、悪性リンパ腫、睾丸腫瘍などで有効性が高い。

悪性細胞の増加を促す悪循環を起こすこととなります。

飲用されたコロイド化ヨウ素水に含まれるヨウ素は、体内に入ると、甲状腺で安全に吸収され、タンパク質と結合した形態で安定し、血管内を移動し、正常細胞の20倍以上の濃度およびスピードで悪性細胞に取り込まれます。

悪性細胞に吸収されたヨウ素は、高濃度のために起こるハロゲン化物質の破壊作用により、貪食した悪性細胞を静かに死滅させます。

なお、コロイド化ヨウ素水は正常細胞に対してはプラスに働きます。まず、コロイドヨウ素水に含まれている微量のカリウムイオンは、細胞内の水分保有量を増やす効果があり、細胞をみずみずしい状態に保ちます。また、ヨウ素が持っている抗酸化作用によって、細胞の抗老化作用を促進します。

〈ヨウ素製剤の症例〉

■症例①

［患　者］60代男性

［病　状］前立腺がん・同第4腰椎転移

［経　過］腰痛から前立腺がんが発見されたが、手術不能の状態だった。また、第4腰椎には、造骨性変化が認められた。

ＰＳＡ（前立腺の上皮細胞から分泌されるタンパクの値）が６８７ng／㎖であり、彼の年齢での基準値３・５ng／㎖を大幅に上回っていた。他院にてホルモン剤を用いる療法を開始と同時に、ヨウ素製剤の服用を開始した。服用のみ（1回30㎖、2時間ごと、1日8〜10回）とし、ヨウ素製剤の注射は併用しなかった。

28日後にＰＳＡが12ng／mℓとなり、この時点で患者本人の判断で、ホルモン療法を中止している。60日後、ＰＳＡが４・８ng／mℓとなった。さらに90日後には、ＰＳＡが１ng／mℓ未満となったため、ヨウ素製剤の服用を中止し、経過観察とした。

３年後も再発が認められていない。また、第４腰椎はＭＲＩ上での異常も認められていない。

■症例②

［患　者］50代男性

［病　状］胃がん（幽門がん）・同肝転移

［経　過］体重減少により幽門がんが発見された。内視鏡では、幽門部の若干の通過障害と同部の出血が認められた。ＣＥＡ（がん胎児性抗原。胎児期に見ら

れるタンパクの値）は253ng／㎖。患者は抗がん剤療法等の通常療法を拒否したため、ヨウ素製剤の服用（1回30㎖、2時間ごと、1日8回）を開始した。

また、週2回のヨウ素製剤の注射（1回30㎖）を併用した。

45日後には、内視鏡上で胃に異常は認められなかった。超音波検査で肝臓にも異常は認められなかった。CEAは3・8ng／㎖。

■症例③

［患　者］60代男性

［病　状］肺がん（腺がん）

［経　過］右胸水により肺腺がん（ステージⅣ）が発見された。手術適応がなく、抗がん剤療法を行うも、全身の倦怠感（けんたいかん）、嘔気（おうき）・嘔吐（おうと）が強く断念した。

週5回のヨウ素製剤の注射（1回30㎖）を開始した。

3週間後、胸部単純X線上明らかな改善が見られ、運動時の呼吸困難が改善されたため、本人の希望により注射を週2回とし、ヨウ素製剤の服用（1回30㎖、2時間ごと、1日8回）を主体とした。

トータル7週で胸部CT上には、異常が認められない。

■症例④

【患者】40代女性
【病状】乳がん術後・同卵巣転移・同脾臓（ひぞう）転移
【経過】右乳がんの手術をして3年後に、左卵巣転移、脾臓転移が発見された。抗がん剤療法を施行したが、無効であったため、ヨウ素製剤の服用（1回30㎖、2時間ごと、1日8回）を開始した。注射との併用が望ましいと考えられたが、患者が遠方在住のため、服用のみとした。

結果、CA125（卵巣がんを発見するための腫瘍マーカー）は439U／mℓから24U／mℓに、CA19－9（膵臓がんを発見するための腫瘍マーカー）は68U／mℓから20U／mℓに改善した。

■ **症例⑤**

［患　者］50代男性

［病　状］腎臓がん

［経　過］直径7㎝の左腎臓がんだったが、患者が手術を拒否したため、ヨウ素製剤服用（1回30mℓ、2時間ごと、1日8回）と週2回の注射を併用した。2カ月後に寛解と判断された。

■症例⑥

［患　者］80代女性

［病　状］骨髄異形成症候群

［経　過］貧血症状のため、輸血で対応していたが、頻度が月1回から月2回となり、また抹消血に芽球が出現したため、抗がん剤療法が検討された。しかし、高齢のため、ヨウ素製剤の服用（1回30mℓ、1日4回）を開始した。また、週1回の注射を併用した。
2カ月後から輸血せずに、Hb9台を保っており、抹消血に芽球の出現も見られなくなった。

■症例⑦

［患　者］60代男性

［病　状］喉頭がん

［経　過］

ステージⅢの喉頭がん。本人が手術、抗がん剤を拒否したため、ヨウ素製剤の服用（1回30㎖、2時間ごと、1日8回）を開始した。また、吸入器（ネブライザー）を用いて1回7～10分のヨウ素製剤吸入を1日3～5回施行した。

2週間後の検査で、腫瘍の縮小が見られ、6週間後では腫瘍自体が全く認められなくなった。

■症例⑧

[患　者] 30代女性

[病　状] 悪性リンパ腫

[経　過] ステージⅢBの悪性リンパ腫で、右頸部(けいぶ)に直径2cm程度のリンパ節腫脹(しゅちょう)(炎症などによるはれ)が認められた。化学療法を先延ばしとし、ヨウ素製剤で治療を施行した。週6回の注射(1回30mℓ)を2週間連続でおこなった。この時点で頸部のリンパ節腫脹は認められなくなった。その後は週3回の注射とし、ヨウ素製剤の服用(1回30mℓ、2時間ごと、1日8回)を併用した。約2カ月で寛解と診断され、抗がん剤療法は中止となり、経過観察となった。3年経過後でも再発は認められない。

■症例⑨

［患　者］60代女性

［病　状］原発不明がん

［経　過］体重減少により、精査の結果、骨盤内の巨大腫瘍が発見された。腸閉塞症状は見られず、少量貯留していた腹水を針を刺して吸い取り、細胞診をした結果、腺がん細胞との所見だったが、依然として発症した部位は不明であった。

ヨウ素製剤の注射を主体として治療を開始した。まず、１日30mℓの注射を７日間連続で施行したところ、食欲が向上し、全身倦怠感も軽減したため、さらに２週間注射を継続した。

その後は週３回の注射としたが、ＭＲＩ検査上は腫瘍が著明に縮小し、トータル３カ月で認められなくなった。治療中、著しい体力の向上が見られた。

■症例⑩

［患　者］50代男性

［病　状］S状結腸がん術後・同腹膜播種（はしゅ）・同肝転移

［経　過］S状結腸がんは、すでに腹膜播種、肝移転が判明していたが、腸閉塞対策で切除を行った。通常療法を施行するならば、抗がん剤療法が必須であるが、患者が拒否したため、ヨウ素製剤療法となった。

ヨウ素製剤を1回30mℓ、2時間ごと、1日8回服用することとしたが、症状がほとんどないためか、患者本人があまり熱心ではなく、1日の服用回数は2～4回だったと考えられる。

1カ月後、手術後のCEAは、89ng／mℓから126ng／mℓとむしろ悪化しており、食欲不振などの症状が出現してきた。

そこで1日8回のヨウ素製剤の服用を厳守とし、週3回のヨウ素製剤の注射（1回30㎖）を併用することとした。

さらに1カ月後、CEA46ng／㎖、食欲・全身状態の改善が見られた。さらに2カ月後にはCEAは3・6ng／㎖となり、画像上は寛解と診断された。

■症例⑪

［患　者］40代女性
［病　状］乳がん術後・同肺転移・同肝転移・同骨転移
［経　過］乳がん術後の転移・再発である。抗がん剤、ホルモン剤の効果はなく、多発肺、肝転移、骨転移は第3・4腰椎、右第9・10肋骨、左肋骨である。
来院時は、体力低下が著しく、食欲不振であった。
通院している病院では、緩和ケアへの入居申込を勧められていた。ヨウ素製剤を1回30㎖、2時間ごと、1日8回服用することとしたが、食欲不振のため十分に服用することができず、1日4～5回の服用がやっとであった。

しかし3日後には、食欲が出てきたとのことで、ヨウ素製剤を1日8回（夜間覚醒時にも服用したため、1日8～10回）服用できるようになった。また、吸入用ネブライザーを用いて1回7～10分のヨウ素製剤吸入を1日に3～5回施行した。

2週間で体力がかなり回復してきたため、週2～3回のヨウ素製剤の注射（1回30㎖）を併用した。

治療開始時から約2カ月で肺、肝転移はMRI画像上、検出されなくなったが、骨転移に関しては不十分と考えられたので、ヨウ素製剤療法を継続した。

治療開始時から約3カ月で、PET（断層撮影）画像上は、骨転移を含む転移巣はまったく検出されなくなった。

■症例⑫

［患　者］40代女性

［病　状］食道がん

［経　過］下部食道で閉塞しかけた、ステージⅣの食道がんである。抗がん剤療法と放射線療法を検討していたが、治癒が望めないとのことで、ヨウ素製剤療法を患者が希望した。

飲水は可能であったため、ヨウ素製剤を1回30㎖、2時間ごと、1日8回服用することとした。また、週5回のヨウ素製剤の注射も併用した。

2週間後には、何とか固形物も摂取できるようになってきた。4週間後には、固形物は問題なく摂取できるようになった。ヨウ素製剤療法開始後、3カ月で内視鏡上で食道がんは消失、CT画像上で縦隔リンパ節の腫脹も消失した。

■症例⑬

［患　者］50代男性

［病　状］食道がん術後・同縦隔リンパ節転移・肺転移

［経　過］食道がん切除（再建胸骨）後の再発である。吻合部の再発はなし。縦隔リンパ節転移、肺転移のため抗がん剤療法を予定していたが、治癒が望めないためヨウ素製剤療法を患者が希望した。

ヨウ素製剤を１回30㎖、２時間ごと、１日８回服用することとした。

１カ月後の検査では、変化が見られなかったが、２カ月後では腫瘍は半分に縮小。３カ月後では検出されなくなった。

ＰＥＴ画像上も異常は見られなかった。

症例⑧

30代女性（悪性リンパ腫）

約２カ月でかん解と診断、３年後も再発なし。

症例⑨

60代女性（原発不明がん）

トータル3カ月でMRI検査上は腫瘍が認められなくなった。

症例⑩

50代男性
（Ｓ状結腸がん術後・同腹膜播種・同肝転移）

２カ月後、画像上は治癒と診断。

症例⑪

40代女性
（乳がん術後・同肺転移・同肝転移・同骨転移）

約３カ月、ＰＥＴ画像上は転移巣の検出なし。

症例⑫

40代女性（食道がん）

３カ月で内視鏡上は消失。

症例⑬

50代男性
（食道がん術後・同縦隔リンパ節転移・肺転移）

３カ月で検出なし、ＰＥＴ画像上も異常なし。

症例まとめ

症例①
60代男性（前立腺がん）
改善が見られ、３年後も再発が認められない。

症例②
50代男性（胃がん）
服用45日後、内視鏡上で胃に異常なし。

症例③
60代男性（肺がん）
７週後、胸部CT上は異常なし。

症例④
40代女性（乳がん術後・同卵巣転移・同脾臓転移）
CA125は439から24、CA19-9は68から20に。

症例⑤
50代男性（腎臓がん）
２カ月後に治癒と診断を受ける。

症例⑥
80代女性（骨髄異形成症候群）
２カ月後から輸血なしでHb9台に、
末梢血の芽球出現も見られなくなった。

症例⑦
60代男性（咽頭がん）
６週間後、腫瘍が認められなくなった。

第5章　終わらない挑戦

――新薬の展開と新たな闘争

ヨウ素の効果を世に広めるのは苦難の道

これまで説明してきたように、ヨウ素製剤は、がん患者にも非常に有効であることは確かです。

私は、これを少しでも多くのがん患者とその家族に知ってほしいと考えました。しかし、その道は簡単ではありません。

前述のように、病気が治るものは、政府、医師会、製薬会社が三つどもえで妨害してくるからです。

実際に私がヨウ素製剤を世に広めようとすると、さまざまな妨害をしてきました。例えば、ヤフーとグーグルに広告を出すと、何者かが両社に働きかけて、私の会社の広告が表示されないようにしました。

国内よりも海外と連携したほうがよいと考えて、アメリカの会社とやり取りを始めると、私の会社のサーバーが１日５０００件のサイバー攻撃を受けました。信じられないかもしれませんが本当の話です。

自分たちの利益だけを優先して、患者のことなど一切、考えていないのです。これが風邪薬であれば、罪は軽いかもしれません。症状を抑えるだけで治す力がない薬の場合は、その薬が使えなくてもそれほど問題はありません。風邪ならば、時間が経つにつれて、人間に備わった免疫力で治すことができます。

しかし、がんは違います。命を左右する病気です。にもかかわらず、患者を犠牲にして自分たちの利益を優先するなど許せません。

しかし、この状況をすぐに変えることはできません。私はできることから始めるしかないのです。

コロイド化ヨウ素の効果

エイズウイルス核被ばくメカニズム

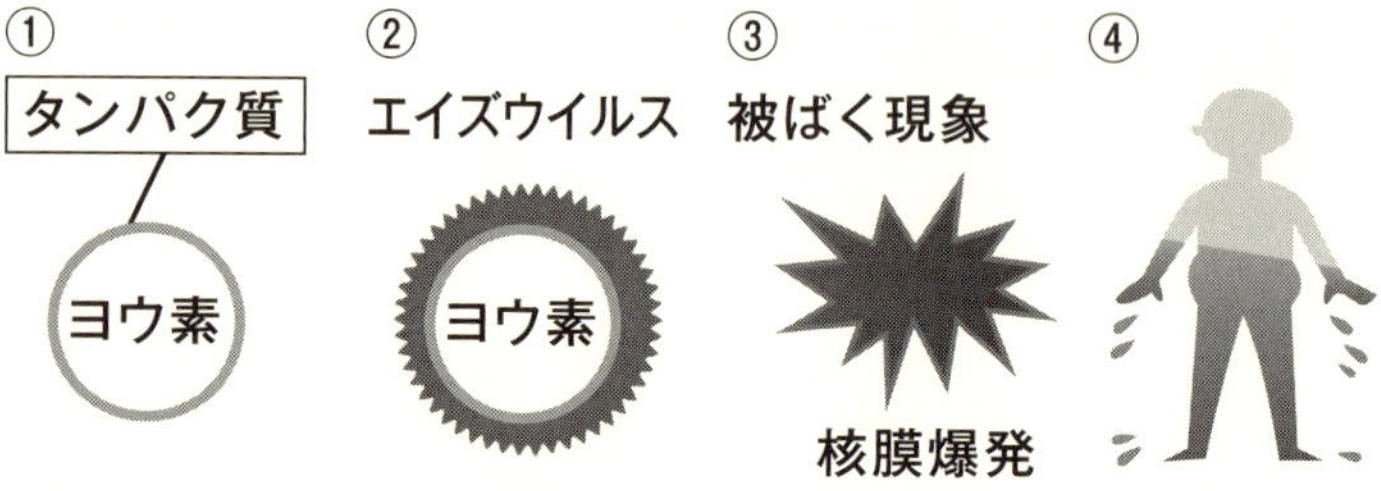

① エイズ細胞は、遺伝情報に従って、せっせとタンパク質を合成する

② このタンパク質に注入されたヨウ素製剤が、合成されたエイズウイルス固有のタンパク質に取り込まれ、いったん閉じる

③ 閉じると、ヨウ素特有の昇華昇竜が行われ、細胞の核を被ばくさせて死滅させる

④ ヨウ素は電子を失い、塩となって体外に排出される

※がん細胞の場合も同様のメカニズム

アフリカの臨床試験でエイズ治療に可能性が示される

日本がダメなら海外で実績を作ろうと進出したのがアフリカです。アフリカのコンゴ民主共和国はエイズ／ＨＩＶのキャリアが多いことでも知られています。ヨウ素製剤はエイズにも効果が期待できることがわかっていましたから、コンゴの全権大使に臨床試験の申し出を行いました。

全権大使からコンゴ厚生労働省の職員を紹介してもらい、臨床試験を実施できることになりました。２０１６年4月のことです。

臨床試験はコンゴで最も患者数の多い病院で行いました。その結果、エイズへの効果が示されたのです。

この臨床試験の結果を見てコンゴの厚労省の担当者もヨウ素製剤の効果に驚いていました。その後、首都キンシャサに工場を建設し、ヨウ素製剤をコンゴ国内に提供しています。

次に、コンゴでヨウ素製剤が使用された際の驚くべき症例を紹介します。

〈ヨウ素製剤の症例（コンゴ）〉

■症例①

［患　者］女性

［症　状］ＨＩＶ

［経　過］既に持っていた合計16種類のウイルスを含め、全ウイルスが排除されたと見受けられる。

エイズ患者の中ではとてもすばらしい回復結果であるが、ＣＤ４検査にて服用前が１５５、服用後が３１２、そして現在87という推移はいまだ原因が謎である。

医師によると、彼女の抗体は弱いとのことで、医師は更に21日間の服用を勧めている。

■症例②

[患 者] 女性

[病 状] HIV、甲状腺腫

[経 過] 服用前の甲状腺腫の検査はT4(甲状腺ホルモンの一種)が106ng/mℓ、服用後は30ng/mℓまで下がり、現在は16ng/mℓである。

健康な一般人の数値はだいたい11ng/mℓから24ng/mℓの間であるところから、彼女の数値は正常になったということを意味する。

だが、残りのグリースを除去するためにもう少し服用を続ける必要がある。

■症例③

【患者】女性

【症状】頸部ガン

【経過】2016年4月1日、ヨウ素製剤服用前の腹部の超音波検査では混合骨盤内腫瘤が見つかっている。腹水の胎盤内腫瘤は卵巣ガンの一部である可能性があるというのが医師の見解である。

2016年10月3日、ヨウ素製剤処方後の超音波検査では腫瘤の縮小が確認された。腫瘤の大きさがやや縮小したことから、多少の改善はあったと考えられるが、医師は腹膜転移の可能性もあると推測。

確実に病気を根絶するため、ヨウ素の服用を継続する必要がある。

■症例④

［患　者］女性

［症　状］糖尿病

［経　過］２０１６年10月３日、服用前は体重が１２０kg、服用後は90kgに減量。血糖値は１２６mgから１１６mgに低下。医師の見解では、血糖値の経過はすばらしいが、まだ途中結果のため、結果は要確認とのこと。

■症例⑤

［患　者］女性

［症　状］ＨＩＶ、結核

［経　過］医師の診断によると、結核は完治していない。

理由としては栄養失調のためＨＩＶと結核に対してヨウ素製剤が十分な量ではなかったと考えられる。

更に21日間ヨウ素を服用させ、バランスのよい食事を与えることを推奨しており、結果的には検査後も特に変化は見られなかったが、前よりも体は強くなり免疫力が向上した。

コンゴ民主共和国症例まとめ

症例① **女性（ＨＩＶ）**
全ウィルス排除と見受けられる。

症例② **女性（ＨＩＶ・甲状線種）**
甲状線種の数値が正常化。

症例③ **女性（頸部がん）**
超音波検査では腫瘍の縮小が確認された。

症例④ **女性（糖尿病）**
血糖値の結果は素晴らしい。他の結果は要確認。

症例⑤ **女性（ＨＩＶ・結核）**
以前より体が強くなり免疫力向上。

コンゴの担当医師からのコメント

コンゴにおける症例を提供してくれたKHONDE医師より、次のようなコメントをもらったのでここで紹介します。コンゴは決して医療水準の高い国ではないため、HIVなどの難病に対して医療従事者の側も非常に切実な思いで向き合っていることがうかがえます。

ヨウ素製剤は自然かつ夢のようなもので、HIV患者やHIVが流行する環境下で生活する人々をサポートできるものと考えます。

またCD4の低下や、服用の前後で数値の変化などを見る実験の枠組みとしても役立つと考えます。それだけでなく、HIVの治癒後も断続的に使用することで病の再発を防ぐことも期待できます。

ただ、このような効果はウイルスが正常に働いているときのみ発揮され、マラリアや結核などへの効果は期待できないと考えます。

さらに、私たちはヨウ素製剤を服用した患者にしっかりと栄養を取っているか確認しています。

なぜなら、ヨウ素製剤は適切に栄養を取ることでさらに大きな効果が期待できますし、免疫力は抗体が要因になっていると考えるからです。

また、甲状線腫の対応に行き詰っていた私たちにもヨウ素製剤は光を示してくれています。

甲状線腫を患っている患者は、病気だとばれないように首をスカーフやハンカチで覆い隠し、もしばれた場合は周囲からの迫害を受けることとなります。

しかし、ヨウ素製剤がアフリカに広まれば、この悪しき状況は打破されるものと期待しています。

甲状線腫の治療は非常に高度な医療技術を要するため、患者の大半は南アフリカで治療を受けるために面倒な手続きをしなければなりませんでした。

しかし、ヨウ素製剤が普及すれば手術を要する患者は減ることが期待できます。

甲状線腫の患者への手術が不要になれば、彼らにとって経済的にも非常に助かります。ヨウ素製剤が人々にとっての希望となることを祈るばかりです。

新会社を立ち上げヨウ素製剤を広める資金を集める

私は新会社を設立することを考えました。ヨウ素製剤を世に広めるには資金が必要ですが、現在のような妨害を受ける環境では、何もできません。別会社で事業を興し、その利益をヨウ素製剤の普及に活用しようと考えたのです。

そして誕生したのがウィンメディックス社です。この会社の目的は「世界から病気をなくす」ことです。

そんな折、アメリカの投資会社「ＳＩＧ」の社長と出会いました。ＳＩＧは、グーグルやゴールドマンサックスなどのグローバル企業にも投資しています。日本の企業にも50社ほどに投資しています。

私は、これまでの経緯を社長に話し、ヨウ素製剤を世に広めるためにウィンメディックスを立ち上げたことを伝えました。

すると社長は「君は弟を心臓病で亡くし、娘もがんで失っているのだから患者の家族の気持ちは誰よりもわかるはずだ。ぜひがんばりなさい」と言ってくれたのです。

そして、ウィンメディックスに対して50億円までの投資を約束してくれました。

あるとき、ＳＩＧの投資先企業が集まって会合が開かれました。その席の最後に社長は私の会社を日本企業のトップ３に入る企業として紹介してくれました。そして、事業の内容のプレゼンをしました。ヘルスケア市場が有望なマーケットであることも手伝って、その結果、世界中の企業が私の会社の事業に協力してくれることになりました。

ヘルスケア産業の市場規模見込み

国内市場規模推移

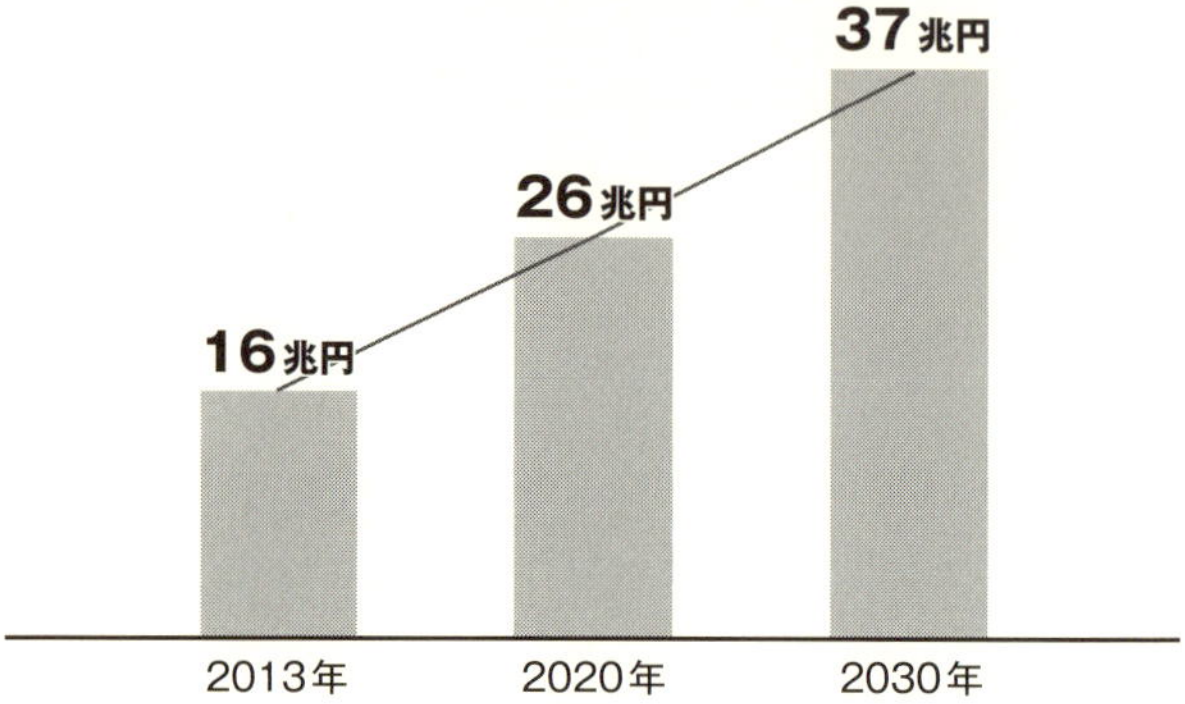

国外市場規模推移

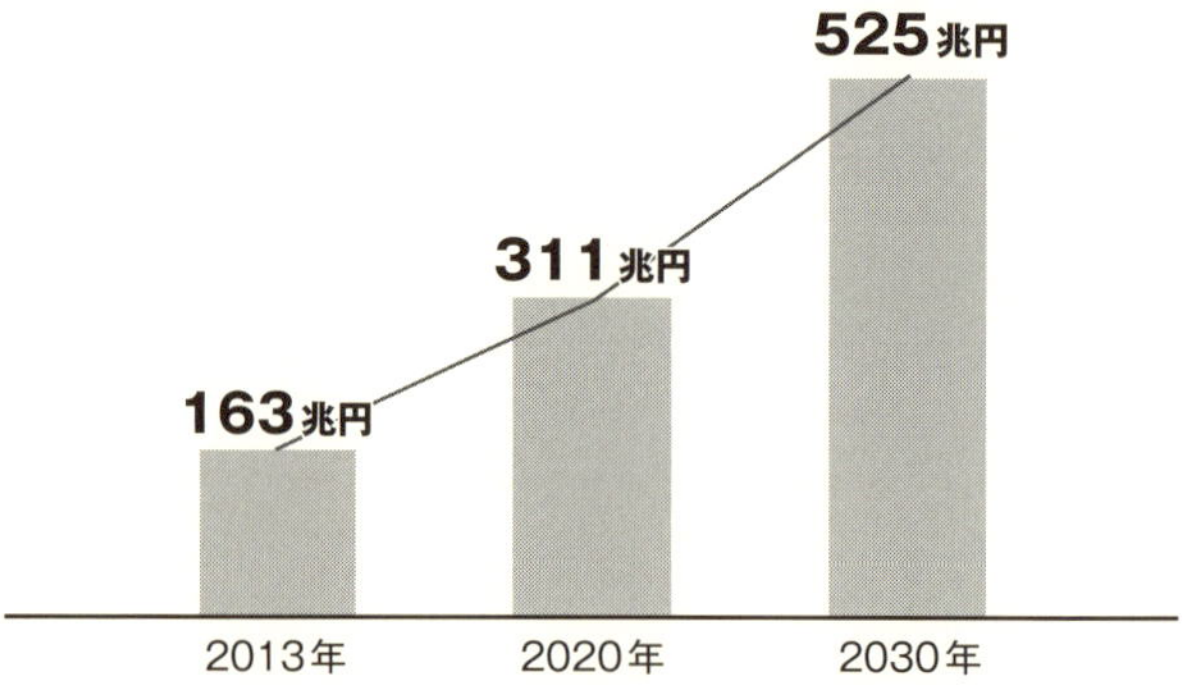

出典：いずれも『日本再興戦略2016』内閣府

３つの事業展開で日本の医療を進化させる

ウィンメディックスのコンセプトは「ＩＴと医療の融合」です。それをベースにして事業の柱を３つ用意しました。医療ツーリズム、遠隔診療、再生医療です。

医療ツーリズムは、海外から日本へ治療を受けに来た人にワンストップで医療サービスを展開する事業です。

２０１１年１月、医療目的の訪日外国人に限り、最大６カ月のマルチビザの発給が解禁されました。その後、２０１５年には年間の訪日外国人数も１９００万人を超え、さらに２０１６年には２４００万人を超えました。

政府は２０２０年までに４０００万人を目指しています。観光客が増えるとともに、日本の人間ドックや各種医療サービスなどを求めて訪日する人も増えると考えられて

医療ツーリズムのステップ

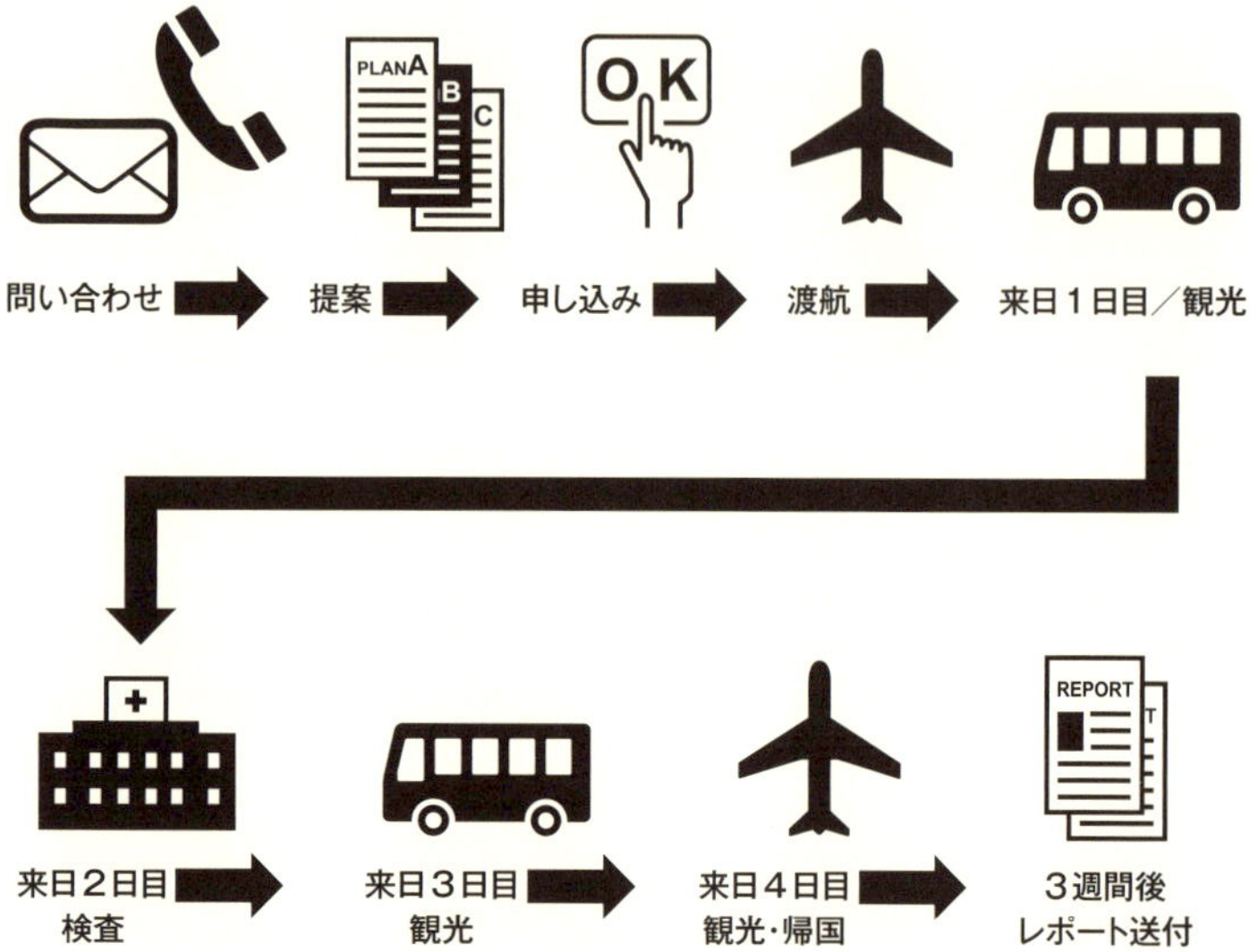

います。

しかし、実際の医療現場においては、言葉によるコミュニケーションの壁や日本国内の病床不足などの問題があり、日本の医療ツーリズムの推進を阻害する要因となっています。

私の会社では、海外の患者と日本の病院をつなぐ懸け橋となるために、診断・治療時の通訳、滞在期間の生活サポート、ビザの手続き、宿泊手配などのサービスをワンストップで提供しています。

がんは早期発見することで生存率が高まります。

定期的に人間ドックを受けることで、がんをはじめさまざまな病気の兆候を発見することができます。

人間ドックは1泊2日の検診が基本ですが、その後の治療を含めた病院の手配、医療ビザの手配、最適な治療プランの提案、アフターケアも提供します。

せっかく日本に来てもらうので、楽しみの部分もコースに加えています。京都や富士山、築地など外国人に人気のスポットの観光を組み込んでいるのです。

結果、トータルの滞在期間は最長で約2週間です。1回当たりの参加者は2～3人で考えているため、団体旅行のようなものではなく、一人ひとりにきめ細かなサポートが可能です。

費用は１人当たり１５０万円から３００万円が一般的です。

現在は特に中国からの顧客に期待しています。中国では、急激な経済成長による弊害も出ています。

特に深刻なのが経営者層の健康管理です。中国には、突然富裕層の仲間入りをした経営者が多く、ぜいたく三昧の生活を謳歌（おうか）しています。食事も豪華になります。暴飲暴食を続けている経営者が少なくないのです。

そんな生活を続けていれば、病気になるのは当然といえるかもしれません。

しかし、中国国内では十分な医療を受けられないのが現状です。そこで、日本に来て治療や健康診断を受けたいという人が多いのです。

中国に限らず、どこの国でも経営者層の健康管理は特に重要です。経営者に万が一のことがあれば、その会社の従業員、取引先などに大きな影響が及びます。最終的には、その国の経済にも打撃を与えるでしょう。

世界経済を発展させていくために私ができることは、経営者の健康管理をサポートすることだと考えています。そのひとつの形が医療ツーリズムなのです。

ウィンメディックスが提供する医療ツーリズムは検診、治療だけにとどまりません。美容整形、アンチエイジング、再生治療も提案可能です。

例えば、血液浄化療法は好評です。これは、悪玉コレステロールや中性脂肪、炎症物質などを血液から直接除去する方法です。血液クレンジングと呼ばれることもあります。

病気の原因となるこれらの物質を除去することで、血管の健康を取り戻すことがで

人間ドックの検査内容

①X線

肺がん
肺炎

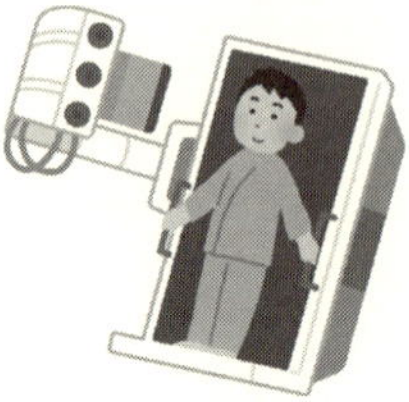

②超音波検査

肝臓がん
腎臓がん
胆石

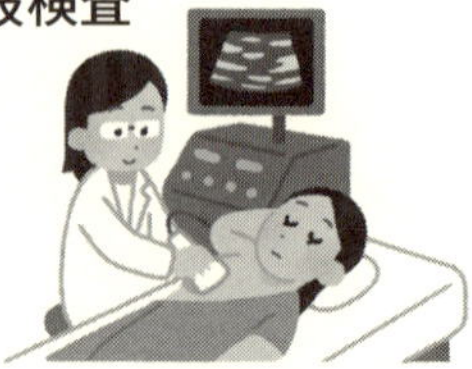

③PET

さまざまな臓器のがん

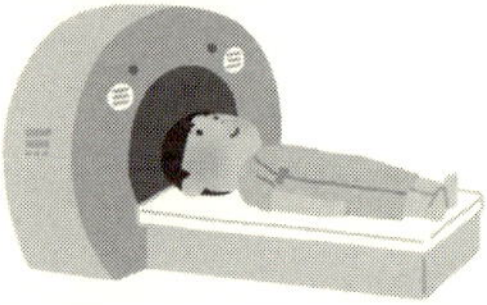

④MRI/CT

脳腫瘍
脳梗塞
さまざまな
　臓器のがん

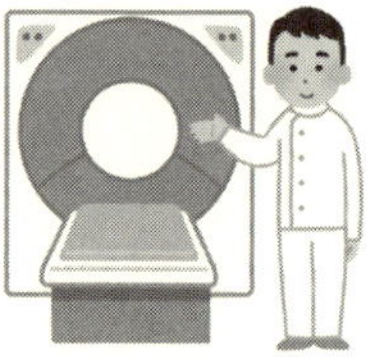

⑤内視鏡検査

食道・胃・
　十二指腸の腫瘍
　がん

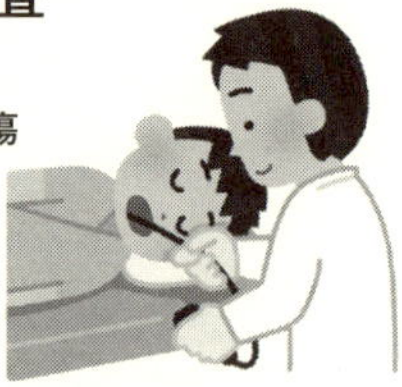

⑥便潜血液検査

消化器のがん・
　腫瘍・ポリープ

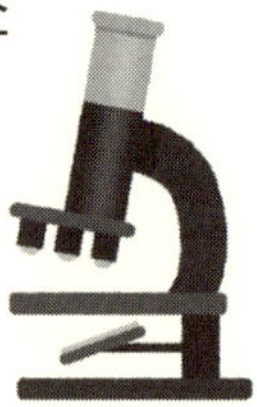

⑦心電図検査

不整脈
狭心症
心臓弁膜症

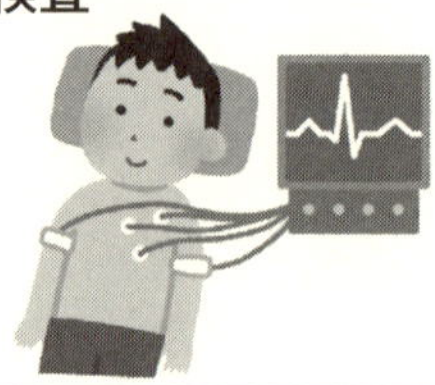

<その他の主な検査>

・ペプシノーゲン検査　・ピロリ菌検査
・大腸内視鏡検査　・肝炎ウイルス検査
・腫瘍マーカー　・子宮頸部細胞診
・骨密度検査

医療ツーリズム受け入れ可能医療機関の検査内容例（順不同）

	検査内容
プランA	大腸内視鏡検査、上部内視鏡検査、腹部超音波検査、肛門鏡、心電図検査、高脂血症採血
プランB	人間ドック（基本コース）、レディースドック、ミッドタウンドック、スーパーミッドタウンドック、消化器ドック
プランC	総合人間ドック（スタンダード）、総合人間ドック（ライト）、総合人間ドック（スーパープレミアム）、心臓ドック、脳ドック、がんドック、ものわすれドック、レディースドック、エイジマネジメントドック、大腸CT検査
プランD	一日コース男性、一日コース女性、二日コース男性、二日コース女性
プランE	がん基本コース、がん基本女性コース、がん専門ドックコース、がん専門ドックコース、がん専門ドック女性コース、がん専門女性専科コース、入院ドック、単項目検査
プランF	人間ドック＋脳ドック、フルメンズドック、人間ドック＋全がん検査、プレミアムフルドック、プレミアムレディースドック、レディースドック、脳ドック＋全がん検査、認知症ドック、脳ドック＋腫瘍マーカー検査、子宮検診

著者作成

きます。

血管の内側には血管内皮細胞があります。血管内皮細胞は、血管の収縮・拡張をコントロールしたり、血管の中で血液が固まらないように調整したりといった、さまざまな役割を持っています。血管内皮細胞の機能が低下すると動脈硬化などの原因となります。

血液浄化療法は血管の健康を保つことで、病気の予防に役立つのです。実施後は「体が軽くなった」「よく眠れるようになった」という感想が多く聞かれます。

新陳代謝がよくなって、体をリセットすることができるので、アンチエイジング効果があることはいうまでもありません。

人間ドック以外のメニューには、比較的短期間で受けられるものも多いので、随行者や、観光ビザでの訪日外国人も利用できます。

遠隔診療で日本の医療を海外の患者に提供

遠隔診療は、パソコンやスマートフォンを利用して、医師と患者が離れていても診療・診断ができるシステムです。このシステムについては、すでに電子カルテシステム開発大手の湯山製作所との共同開発を行っています。

現在、大学病院などで検査を受けようとすると、３、４時間待たされるのは当たり前です。しかし、遠隔診療を利用すれば、待たされることはありません。結果、診察を受けやすくなり、早期発見も従来より容易になります。

遠隔診療は、非常に期待されている分野です。そして、医療ツーリズムと連携できるサービスでもあります。

現在、遠隔診療だけでは、治療薬の処方箋を出すことはできません。一度、対面で診察を受けなければならないのです。

国内と海外の遠隔診療の流れ

日本国内

診療を希望している全国の患者が自宅にいながらにして受診できる

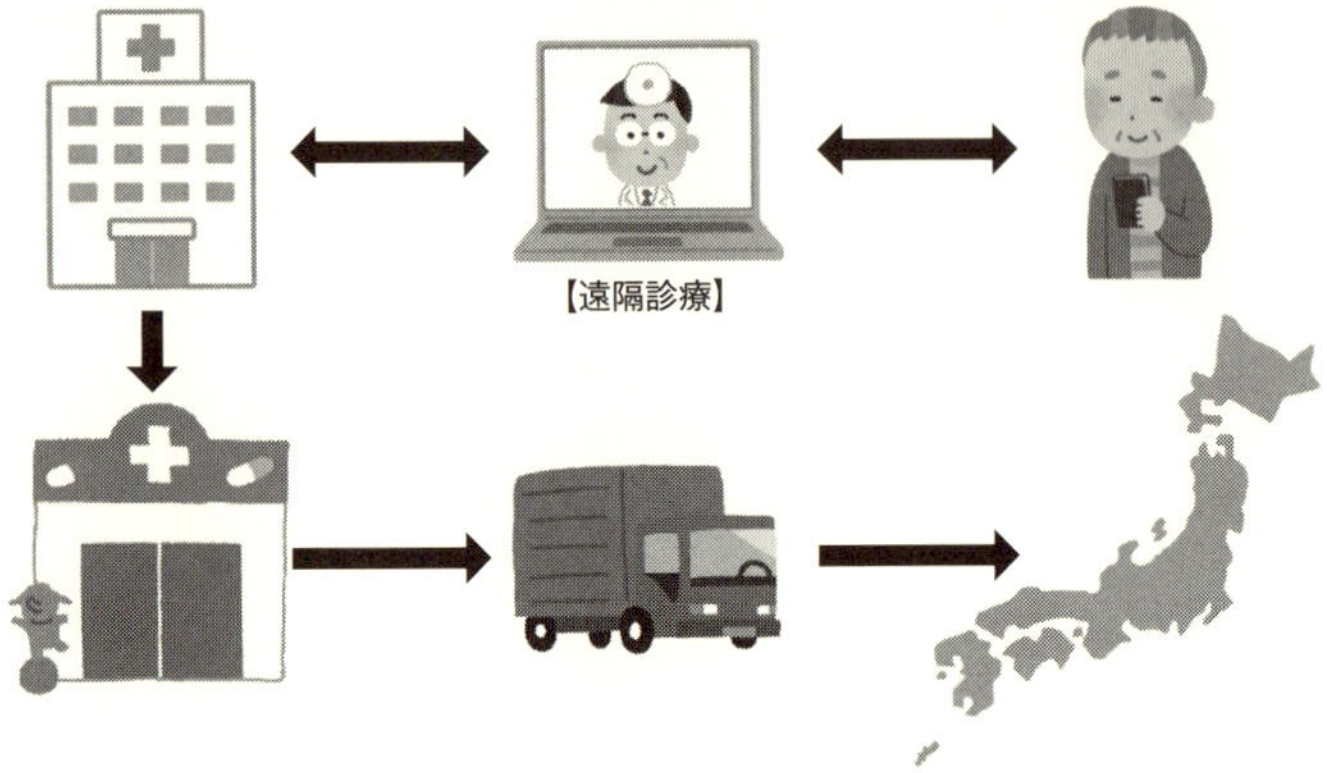

海　外

世界で活躍中の経営者（富裕層）を病気にさせないように
早期発見する、必要に応じて日本の薬を届ける

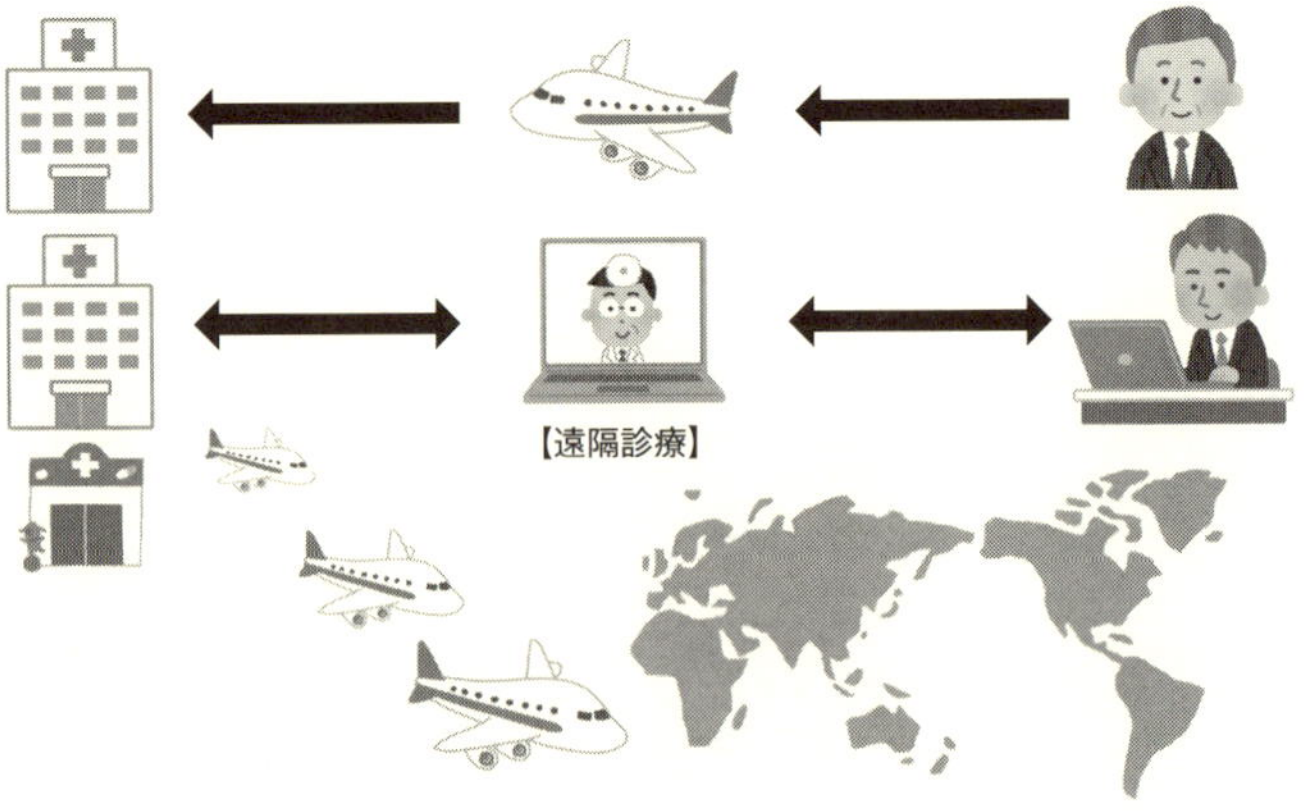

その点、医療ツーリズムで日本に来た人は、帰国してから遠隔診療で診断を受ければ、処方箋を受け取ることができます。そして、処方された治療薬を通信販売できる仕組みも整えています。

つまり、健康診断から遠隔治療、薬の販売までをワンストップで提供できるのです。

遠隔診療は国民医療費を減らす効果がある

遠隔診療は海外の患者を救うだけではありません。日本の医療を大きく変える可能性を持っています。

日本では近年、少子高齢化によって地方の過疎化が進んでいます。地方からどんどん人がいなくなり、都会に一極集中しつつあります。

特に働き手である若年層が都会に行ってしまうため、地方自治体は税収が減り、財政がひっ迫しています。

過疎地・被災地の悩み

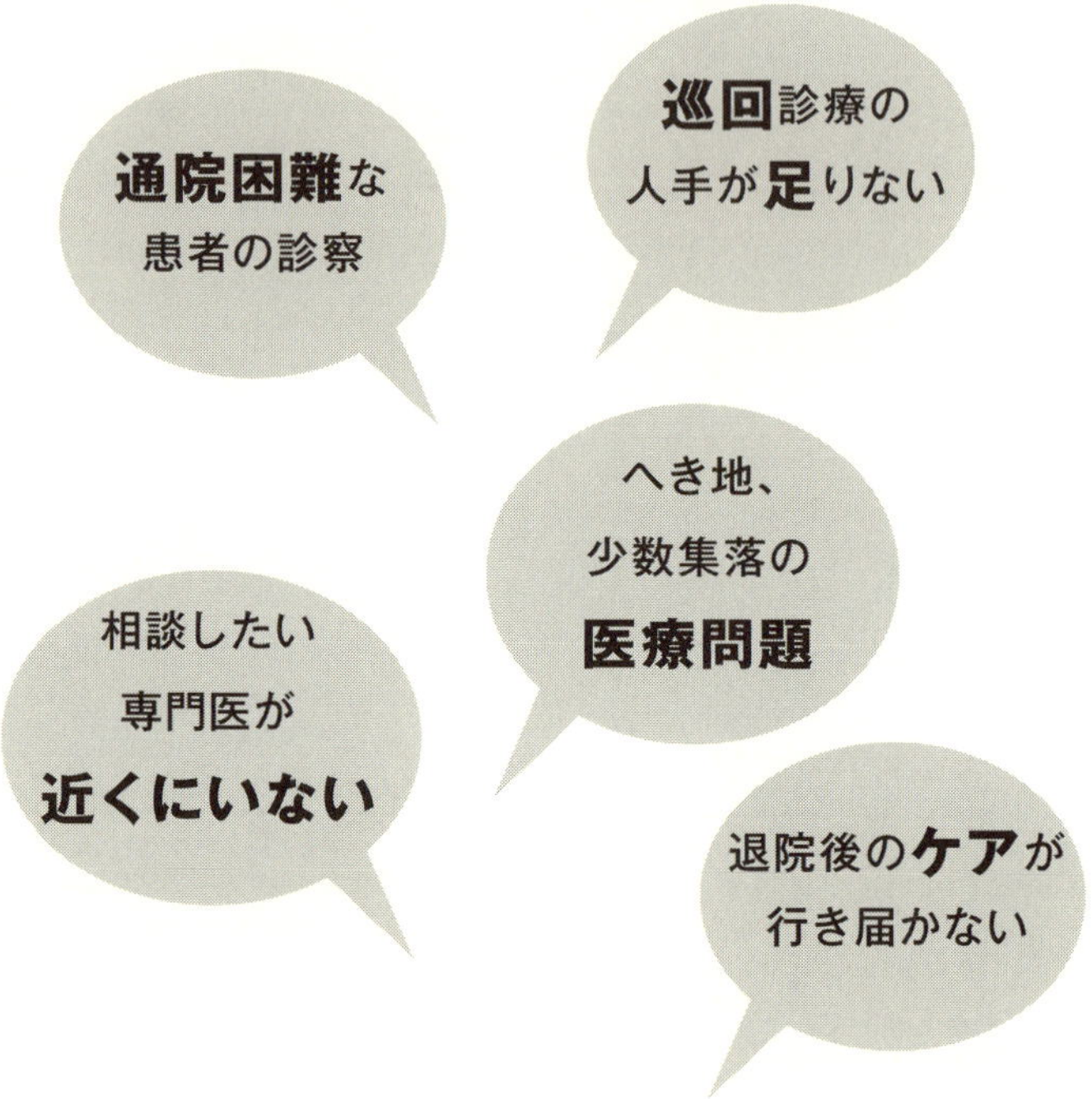
通院困難な患者の診察
巡回診療の人手が足りない
へき地、少数集落の医療問題
相談したい専門医が近くにいない
退院後のケアが行き届かない

財政が厳しくなれば、公共サービスも十分には提供できなくなってしまいます。医療も同じです。病気になると、何時間もかけて病院に行かなければならない地域も少なくありません。

病気でしかも高齢の人にとって、離れた場所の病院に通うのは簡単ではありません。事故につながってしまうこともあります。

そんなときに遠隔治療ができたらどうでしょうか。どんなに離れた場所でも、家にいながら医師の診察を受けることができます。

国内の遠隔診療に関しては、政府も真剣に取り組んでいます。人口が減少しつつある日本で医療格差をなくす方法としては、遠隔治療が最も有望だからです。

それは、日本の医療費を減らすことにもつながります。

病院が遠くてなかなか行くことのできない高齢者は、ギリギリまで我慢してしまうこともあります。病気が重くなってどうにもならなくなるまで診察を受けないといったことになるのです。

となると、病気が治るまでの所要日数が増え、医療費も余計にかかることになります。

しかし、遠隔診療でいつでも手軽に医師の診察を受けることができれば、病気の初期段階で気づくことができます。少しの薬で治るケースも多いでしょう。早めに診察を受けることが国民医療費の削減に役立つのです。

遠隔診療は被災地も救う

遠隔診療は被災地での医療活動にも大いに役立ちます。

地震などの災害は、広範囲に大きな被害をもたらします。多くの人が一度にケガをするので、現地の病院だけでは対応できません。

そもそも病院や医療スタッフが被害を受けたりして、十分な医療が提供できないこともあります。

流通網もマヒします。道路が寸断され、必要な物資も薬も思うように届けることができなくなるのです。

遠隔診療のシステムがあれば、医師が現地に出向かなくても診察をすることができます。災害地に必要な薬を届ける方法も整いつつあります。ドローンを利用して、必要な人に必要なものを届ける試みが始まっているのです。

全国どこからでも遠隔診療で診察ができて、すぐに薬を届けることができれば、多くの人を助けることができるうえに、医療費自体を削減することもできます。

一般の遠隔診療は、一度、対面で診察をしてからでないと処方箋を書くことができませんが、過疎地や災害の場合には例外が認められています。最初から遠隔診療でも処方箋を出すことができるのです。

私は弟と娘を失い、その二つの命を通して、医療格差をなくすことの重要性に気づ

被災地・過疎地活性化プロジェクト

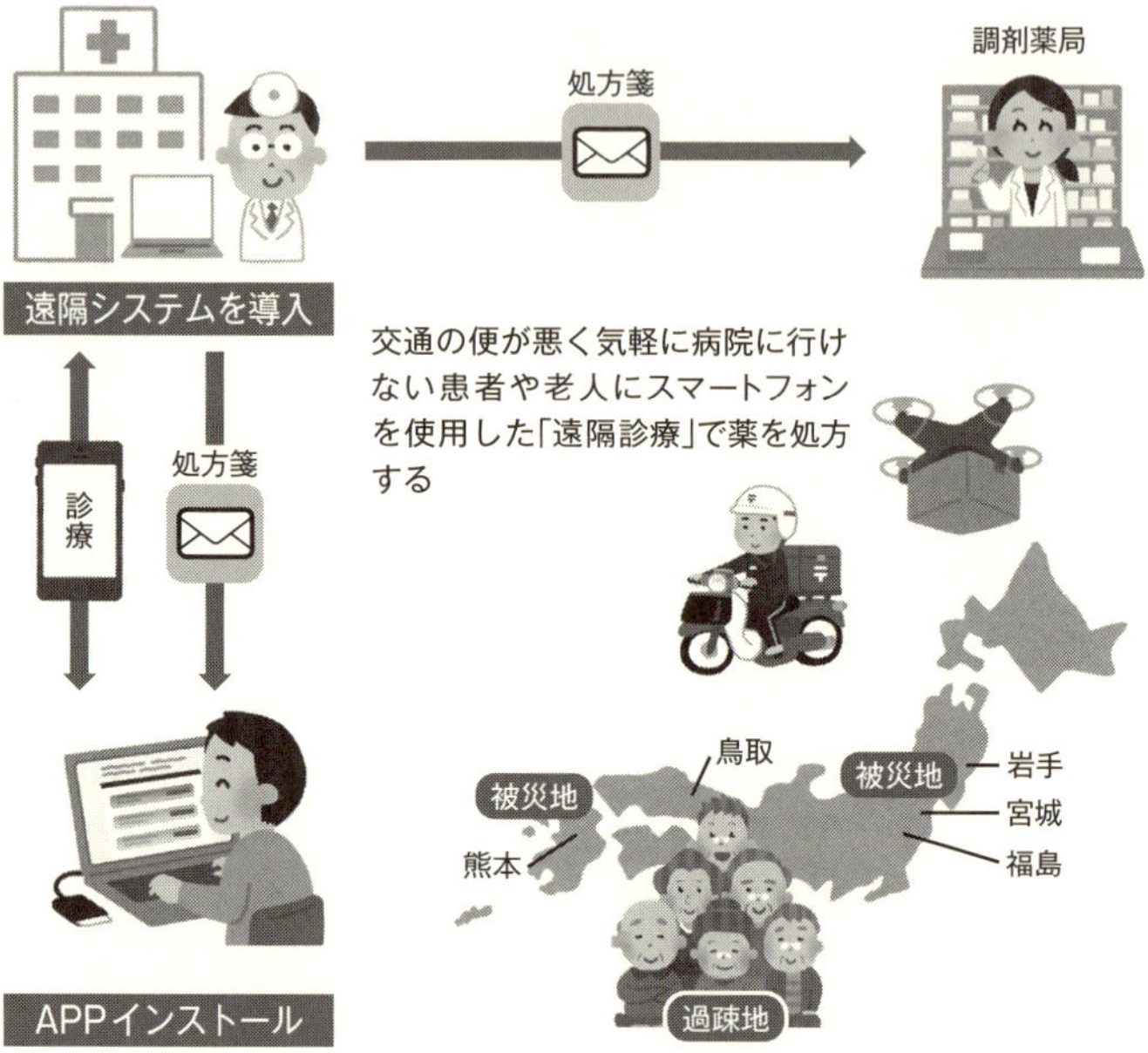

ドローンによる医薬品宅配サービス

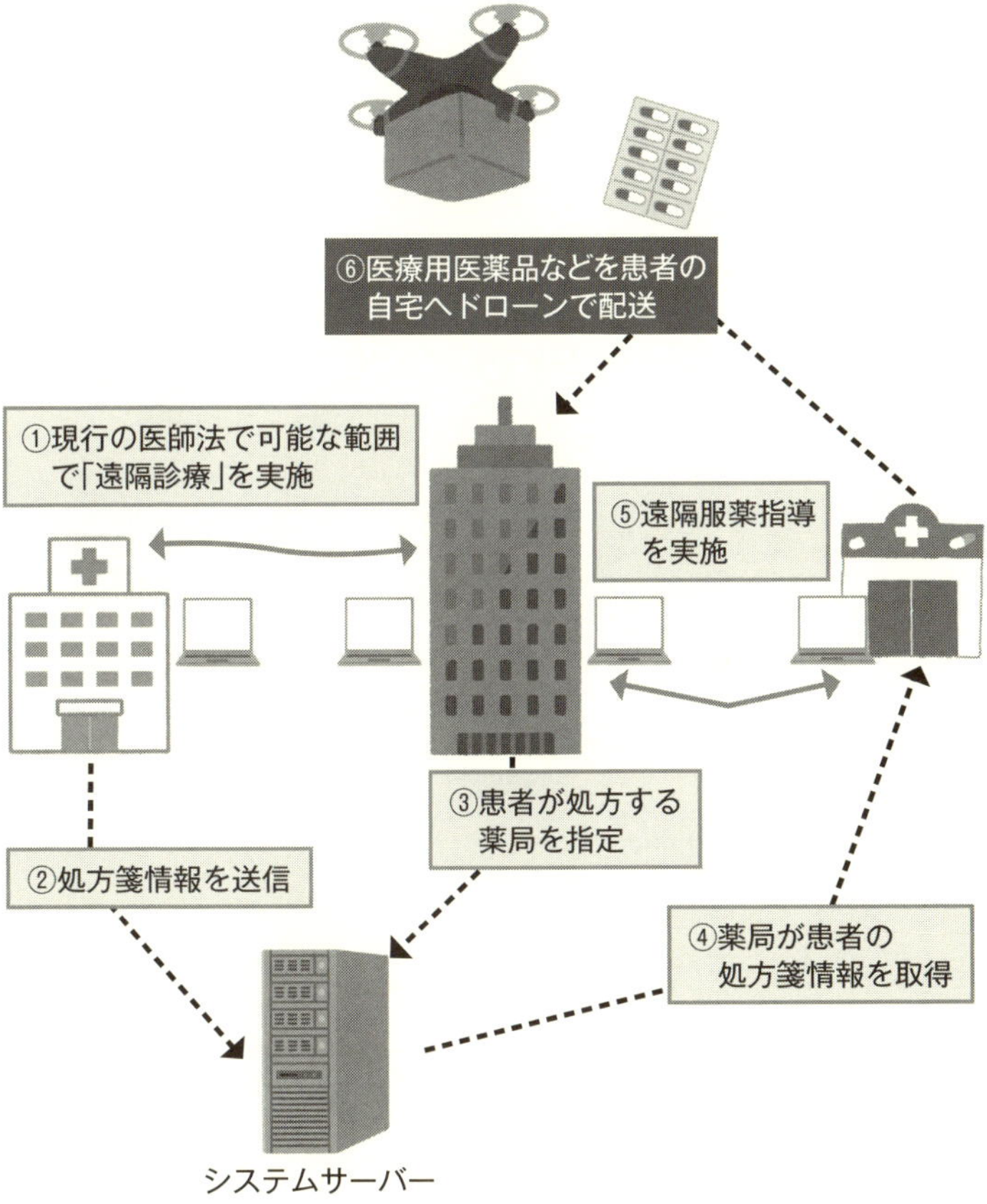

きました。日本は先進国だといわれていますが、現実としては、失う必要のない命まで失われています。適切な医療を適切なタイミングで受けることができないために亡くなっている人も多いのです。

これほど悲しいことはありません。一人でも多くの命を救うことができるシステムを構築するのが私の使命だと考えています。

薬を必要とする人へ必要なときに届ける

医薬品の販売事業も今後は大きく成長する分野と捉えています。

そもそも医薬品は、医療用医薬品（処方箋医薬品）と一般用医薬品（非処方箋医薬品）に分かれています。

医療用医薬品は、病院・クリニックで医師の手で処方され、安全性や適正使用などの説明を受けて使用される医薬品です。

一方の一般用医薬品は、ドラッグストアなどで販売されているものです。一般用医薬品は必要に応じて、処方箋不要で自由に購入できることから、市販薬とも呼ばれています。

このうち、日本の医薬品流通の9割超は、医療用医薬品なのです。医療用医薬品は、製造から流通、使用にいたるまで、薬事法などで細かく規定されています。医薬品メーカーは、この規定に基づいて医薬品を製造しています。

流通部分では、医薬品卸会社が関わってきます。医薬品卸会社は、各医薬品メーカーから医薬品を仕入れ、全国約23万カ所におよぶ病院・診療所・歯科診療所・保険薬局などに卸しています。間に卸会社が関わることで、医薬品の価格を押し上げています。ウィンメディックスでは、独自の医薬品仕入・販売ネットワークを構築し、一般用医薬品や医療用医薬品を適正価格で販売し、日本製から海外製まで幅広い医薬品を取り扱っていきます。

将来的には、利便性の高い、インターネットによる受注・配送サービスを提供す

医療用医薬品などの物流

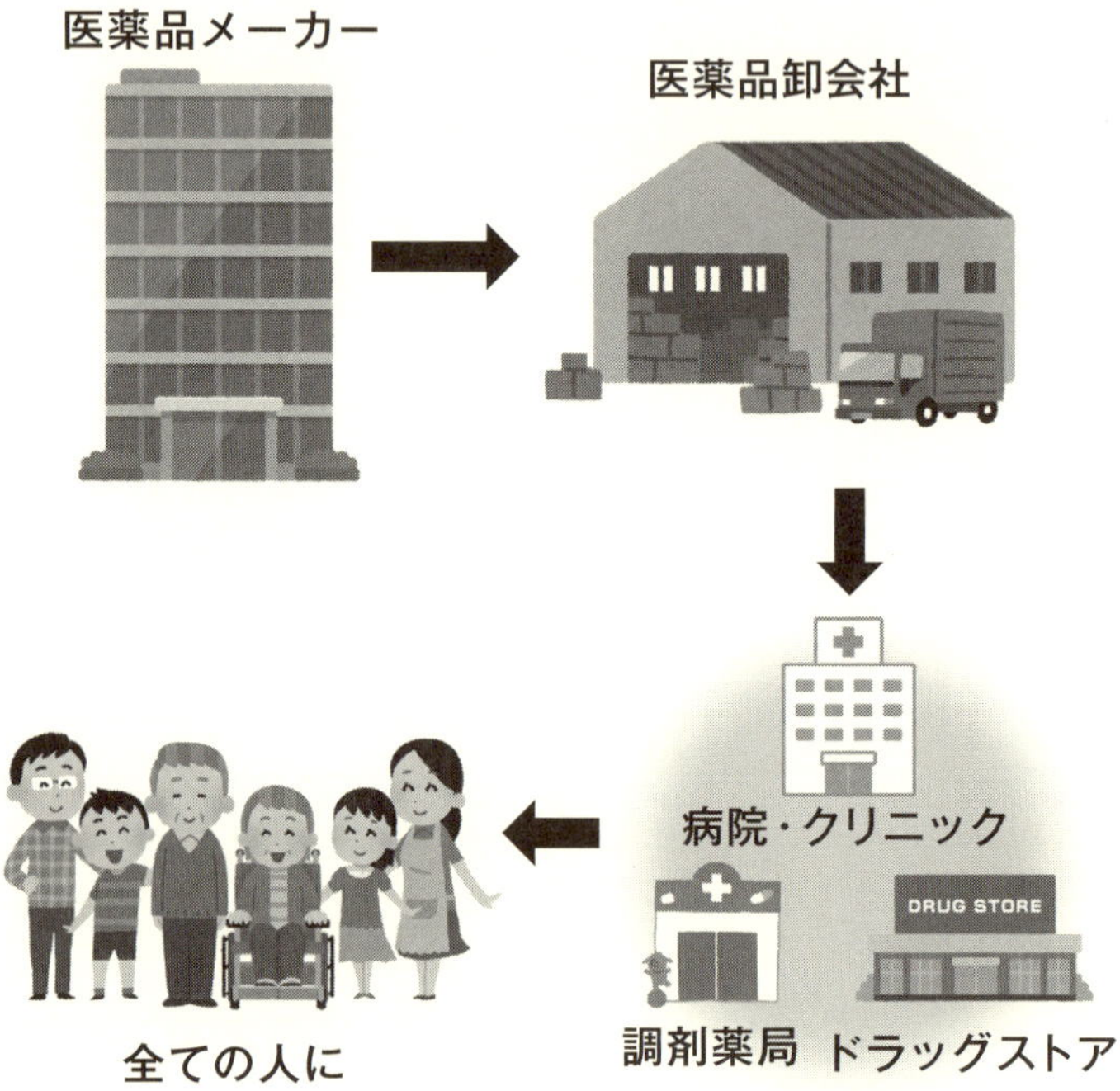

ることで「すべての人が健康で幸せな生活」を実現するためのサポートをしていきます。

巻末付録　ヨウ素製剤Q&A

Q　ヨウ素とはどんなものですか？

A　ヨウ素は、原子番号53の元素で元素記号はIです。ヨウ素は、遊離した状態では自然界に存在せず、海藻や海産動物の中に有機化合物として含まれています。また、海水、地下かん水中に微量ながら含まれています。日本では房総半島および新潟県の地下かん水に偏在しています。資源の乏しいわが国が、南米のチリとともに世界に輸出できる貴重な国産資源です。

Q　ヨウ素は、人体に害はないのですか？

A　第3章で述べたとおり、人間の体にとって必要不可欠な微量元素の一つがヨウ素です。したがって、服用法を間違えなければ害はありません。

Q　コロイド化ヨウ素とは何ですか？

A　コロイド化ヨウ素は、高濃度のヨウ素水です。ヨウ素と水素を結合させることで水溶液の中に0・1マイクロメートル程度の粒子（コロイド）として、ヨウ素が存在する状態にしたものです。

ヨウ素元素は、消毒作用を持つ天然元素ですが、分子が大きすぎて人体に完全に取り込むことができませんでした。そのため、希ヨードチンキのように体表の減菌・消毒のみに使用されていたのです。

それをコロイド化することによって、体内の悪性物質の撲滅が可能となったのが、コロイド化ヨウ素なのです。これは日本の科学者である佐藤一善博士が世界で初めて開発に成功したものです。

Q　コロイド化ヨウ素は海外でも認められていますか？

A　コロイド化ヨウ素は、WHO（世界保健機関）からもその有効性が認められ、全世界で臨床許可を得ています。

Q　コロイド化ヨウ素はなぜがんに効果があるのですか？

A　体が酸化することによって出現するがんなどの悪性細胞は、正常細胞に比べて貪欲に栄養を求めます。糖・タンパクを吸収し、成長していくのです。このため正常細胞には栄養が行き渡らなくなり、免疫の低下や体重の減少が起こり、さらに悪性細胞が増加するという悪循環が生まれます。

コロイド化ヨウ素は、体内（甲状腺）に安全に吸収され、タンパク質と結合して安定形態になります。その状態で血管内を移動し、正常細胞の20倍以上の濃度およびスピードで悪性細胞に取り込まれます。

悪性細胞に吸収されたヨウ素は、濃度が高いため、貪食した悪性細胞を死滅させることができます。この作用は悪性細胞内で静かに行われ続けます。

Q　コロイド化ヨウ素は抗老化作用もあるのですか？

A　コロイド化ヨウ素水に含まれている微量のカリウムイオンの作用により、正常細胞の水分保有量が増えます。また、ヨウ素が元来持つ抗酸化作用によって、細胞の抗老化作用が促進されます。漢方では、足りないものを補うことによって体調を改善することがありますが、その際に使うものを補剤と呼びます。コロイド化ヨウ素はその補剤のような作用を示し、健康を増進するのです。

Q ヨウ素製剤はエイズにも効くのですか？

A　アフリカで実施した臨床試験では効果が見られています。エイズウイルスは自身の持つ遺伝情報に従って、タンパク質を合成します。ヨウ素製剤をタンパク質に注入して体内に取り込むとエイズウイルスに取り込まれます。

すると、ヨウ素特有の作用によって細胞の核を被ばくさせ死滅させます。これによりヨウ素は電子を失い塩となって体外に排出されます。

Q アレルギー体質の改善にも効果がありますか？

A 期待できます。ヨウ素は正常細胞活性元素とも呼ばれています。正常細胞はカリウム電位が高いため、細胞の外側にあるナトリウムが細胞内に入り込めません。アレルギーの細胞は、細胞内のカリウム電位が下がり、外側にあるナトリウムが細胞内に流れ込み、破壊された細胞です。ヨウ素の電子によってカリウム電位が上がり、ナトリウムを外に排出するので正常細胞に戻ります。

Q ヨウ素製剤に副作用はありませんか？

A ヨウ素製剤を長年服用した患者についても、副作用は一切報告されていません。通常の医薬品と異なり、オキシドアニオン（活性酸素）が付いていないために、正常細胞の細胞膜や遺伝子（ＤＮＡ）に損傷を与えることによる副作用がないと考えられます。

Ｑ　どの程度の臨床試験が行われているのですか？

Ａ　自由診療において、医師の指導のもとでさまざまな疾病にヨウ素製剤を適用する臨床試験が行われています。臨床試験は、約５０００名に及びます。

おわりに

私は「病気は医者が治すのではない」と考えています。病気の治癒効果が見られたとき、そこに占める病院・医師による診療活動の比率は25％程度ではないでしょうか。それ以外の75％は、メンタル、食事、睡眠、笑い……さまざまなことが複合して病気を治しています。

そのなかで家族が果たす役割は非常に大きいものです。特に、がんのような生死を左右する病気であればなおさらです。

本書で繰り返し述べてきたように、がんと告知された患者は生きる希望を失ってしまいます。加えて、標準治療が始まると、抗がん剤などの副作用によって苦しむことになります。

吐き気や痛みに絶えず襲われていれば、「もう死んでもいい」と考えがちです。そのほうが楽になれると思ってしまいます。がん患者が「自分のために生きる」気力を維持するのが難しいのです。

その意味で家族の役割は非常に大きいのです。家族が励まし、治療のサポートをすることで、患者には「家族のために頑張ろう」「家族のために生きなければ」という気持ちが生まれます。家族のために頑張っているうちに、自分自身の生きる希望も取り戻していきます。

ただ、がん患者を家族として支えるのは簡単ではありません。家族自身も大きなショックを受けているなかで、次々とやるべきことが押し寄せてくるからです。心が折れそうになることもあるでしょう。

患者にしても、家族にしても、がんと闘っていく上でメンタル面は非常に重要です。しかし、日本の医療では、患者や家族のメンタルのサポートはほとんど行われていません。

私は、ヨウ素製剤によって、一人でも多くのがん患者を救いたいと考えていますが、そのために、メンタル面のサポートにも全力で取り組んでいます。それには、私自身ががん患者の家族という立場を経験したこと、そして、これまで数多くのがん患者の家族に接してきた経験がベースになっています。

がんで亡くなる人がゼロになることを目指して、これからもまい進していきたいと考えています。

装丁　幻冬舎メディアコンサルティング　佐々木博則

白木　茂（しらき しげる）

東京都出身。20代から一貫して経営者としての道を歩んでいたが、まな娘の白血病死をきっかけに、難病患者を救うために自分の持てるビジネスの力を使うことを決意。現在、がん治療薬の販売を行う株式会社エスエーティおよび、多岐にわたる医療関連ビジネスに取り組む株式会社ウィンメディックスほか、複数社の代表を務めている。医療関連の総合企業グループを一代で築き上げた起業家であり、末期がんをはじめとする難病患者の救済者。

医療監修 医学博士・番町診療所院長 山田正文（やまだ まさふみ）

末期がん患者を救った男
がん治療“逆転”の軌跡

2017年10月20日　第1刷発行

著　者　白木 茂

発行人　久保田貴幸

発行元　株式会社 幻冬舎メディアコンサルティング
〒151-0051　東京都渋谷区千駄ヶ谷4-9-7
電話　03-5411-6440（編集）

発売元　株式会社 幻冬舎
〒151-0051　東京都渋谷区千駄ヶ谷4-9-7
電話　03-5411-6222（営業）

印刷・製本　シナジーコミュニケーションズ株式会社

検印廃止

ISBN 978-4-344-91322-6 C0095
幻冬舎メディアコンサルティングHP
http://www.gentosha-mc.com/